성적을 올리는 5분 틈새 운동

수험생 스트레칭

수험생 스트레칭

초판 1쇄 인쇄 2018년 11월 26일
초판 1쇄 발행 2018년 12월 03일

지은이 이성운

발행인 이정식
편집인 이창훈
편집장 신수경
편집 정혜리 김혜연
디자인 박수진
마케팅 안영배 신지애
제작 주진만

발행처 ㈜서울문화사 | **등록일** 1988년 12월 16일 | **등록번호** 제2-484호
주소 서울시 용산구 한강대로43길 5 (우)04376
편집문의 02-799-9346 | **구입문의** 02-791-0762
팩시밀리 02-749-4079 | **이메일** book@seoulmedia.co.kr

ISBN 978-89-263-6626-4 (13510)

성적을 올리는 5분 틈새 운동

수험생 스트레칭

바디컨설턴트 **이성운** 지음

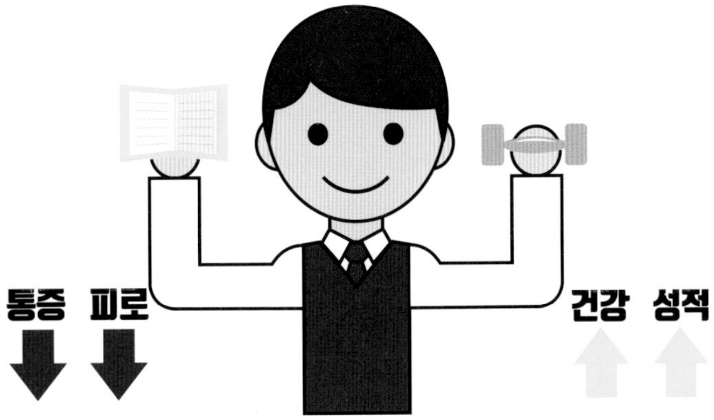

서울문화사

Prologue

수능을 앞둔 입시생들, 각종 고시를 준비하는 고시생들……. 수많은 수험생들이 각자의 미래를 꿈꾸며 오늘도 열심히 공부를 하고 있습니다. 많은 사람들이 끊임없이 공부를 하는 우리나라는 그야말로 수험생의 나라라고 해도 과언이 아닐 정도입니다. 그래서 인터넷에 검색만 해봐도 수험생들의 성적을 올려준다는 수많은 비법들이 쏟아져 나옵니다. 하지만 그 정보량에 비해 과학적으로 증명되거나 실질적으로 도움이 될 만한 정보는 너무 적은 것이 사실입니다. 그래서인지 문득 '수험생들이 건강을 개선하고 성적을 올리는 데 진짜 필요한 정보를 책으로 엮으면 어떨까?'라는 생각을 하게 되었습니다.

수험생들은 책상에 앉아 있는 시간이 굉장히 길고, 깨어 있는 시간의 대부분을 공부에 쏟아붓는 생활 패턴을 갖기에 건강관리에 시간을 많이 쓰지 못하는 게 현실입니다. 하지만 몸이 건강하지 않으면 집중력도 떨어지고, 공부의 효율도 떨어집니다. 그래서 많은 수험생들이 식사를 통해 건강관리를 하지만, 식사보다 더 효과적이고 오래 걸리지 않으면서 실질적으로 건강에 도움이 되는 방법이 있습니다.

이 책에서는 이러한 방법들을 소개합니다. 오랫동안 앉아 있는 생활 패턴으로 인해 생기게 되는 체형적 불균형과 다양한 통증을 해결하는 방법, 뇌를 깨워주는 마사지와 시간을 많이 들이지 않으면서 큰 효과를 볼 수 있는 강화운동, 체력강화를 위한 타바타운동까지 수험생이 현실적으로 처한 건강문제를 개선하고 결과적으로 성적을 올리는 데 도움이 될 수 있는 여러 가지 방법과 팁을 실었습니다.

몸이 아픈데 참으면서 공부를 하는 수험생과 수험생 자녀의 건강이 염려되는 부모님들의 궁금증을 확실히 해소하고, 수험생이 건강하게 원하는 목표를 이루는 데 있어 이 책이 큰 도움이 될 것입니다.

이성운

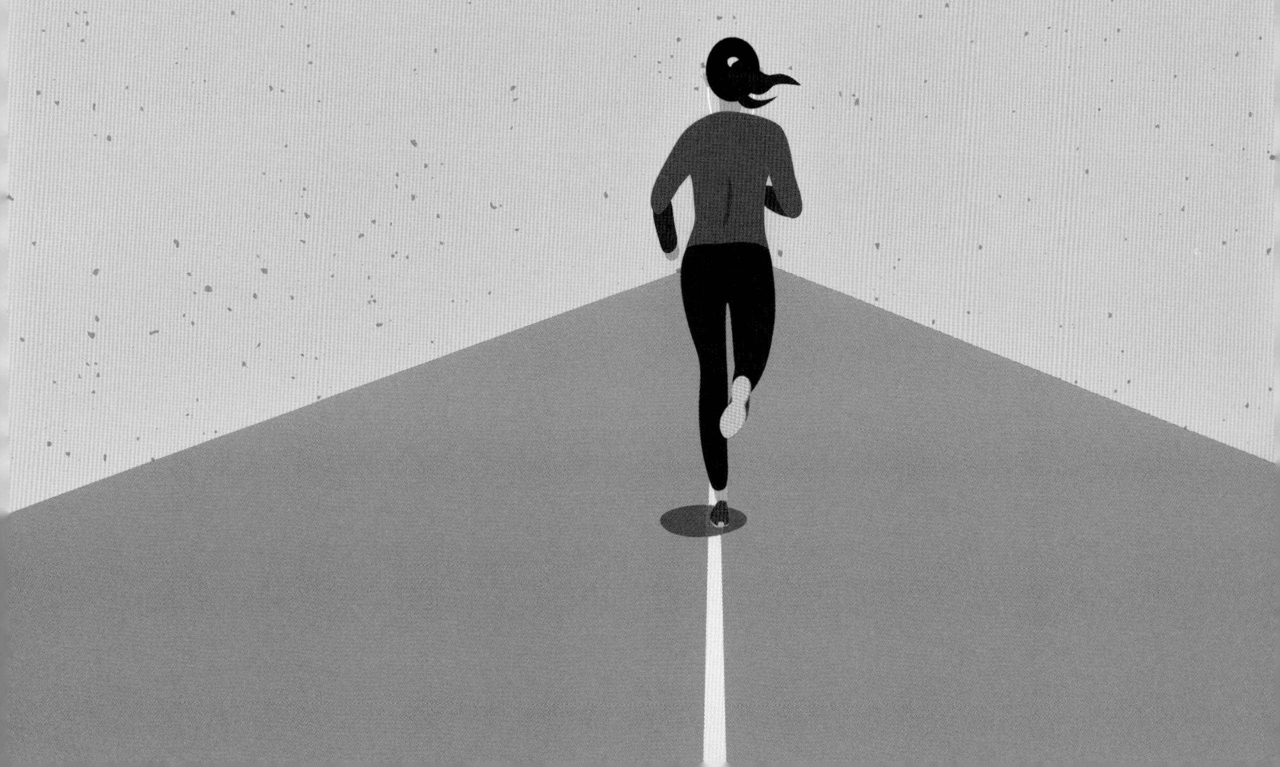

차례

3장

수험생 케이스별 '마사지 + 스트레칭 + 강화운동'

5장 수험생 상황별 긴급 처방 솔루션

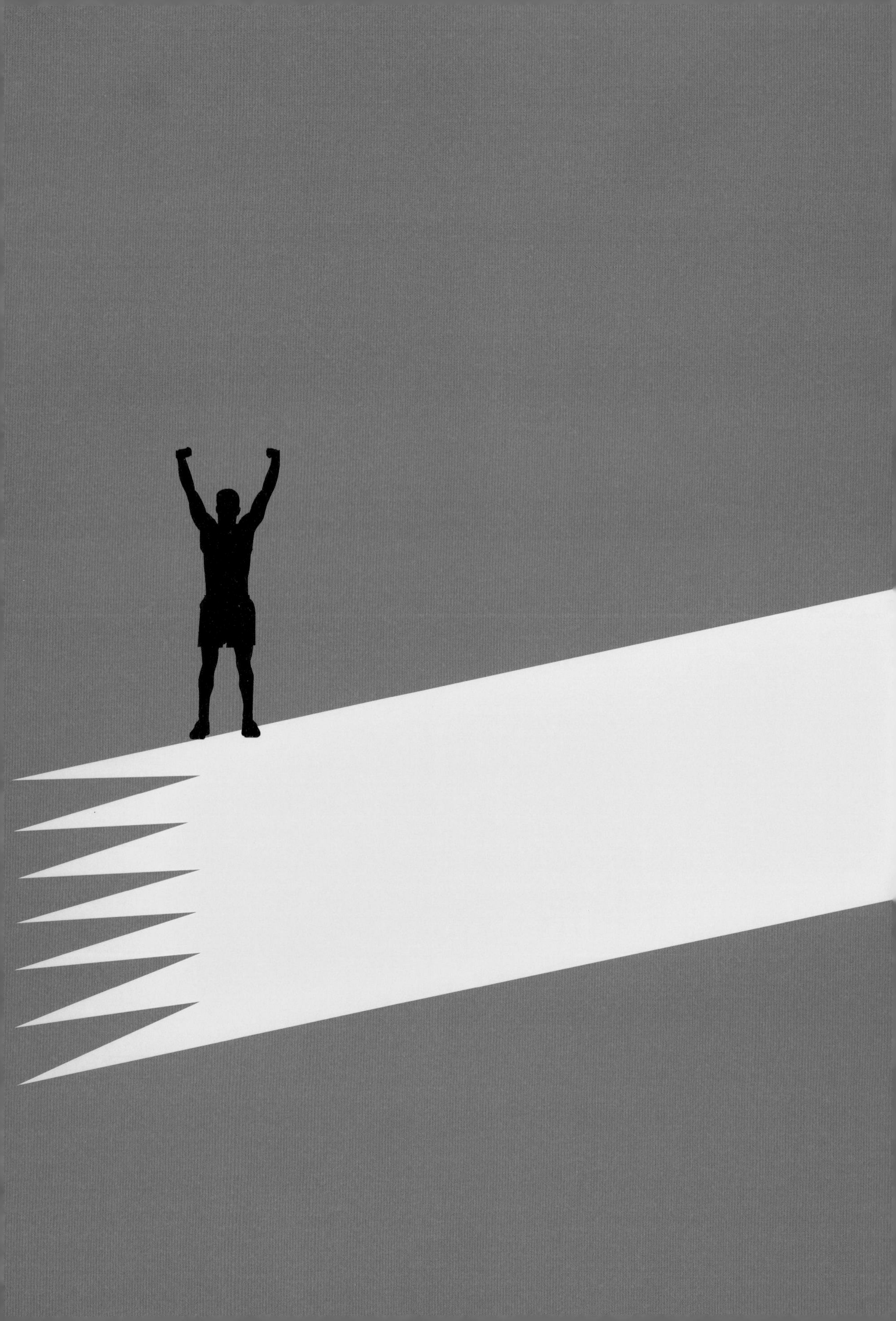

1장

수험생 스트레칭의 기본

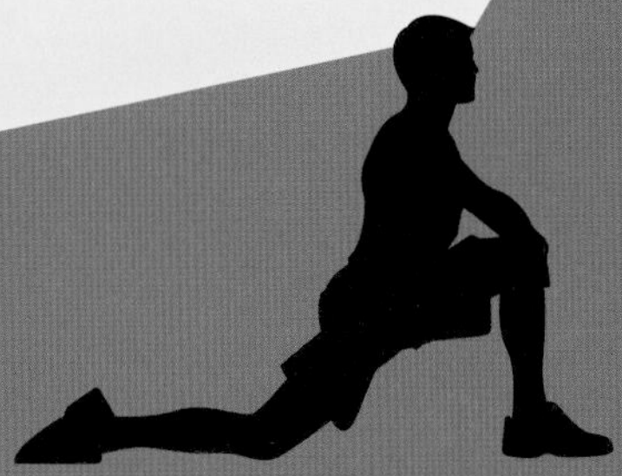

1

수험생의 통증

많은 사람들이 '수험생은 앉아서 공부만 하는데 뭐가 힘들어?'라는 의문을 가질 수 있다. 하지만 사실 앉아서 공부만 하니까 목, 어깨, 허리 등에 통증이 생기는 것이다. 왜 앉아서 공부만 하는데 목이나 어깨, 허리가 아플까?

책상에 앉아 있는 시간 동안 구부정한 자세로 있으면 똑같은 근육만 오랜 시간 계속해서 쓰게 된다. 그러다 보니 목이 앞으로 나오는 거북목, 어깨가 앞쪽으로 말리는 라운드숄더와 같은 증상이 나타나게 된다. 이런 경우 가장 먼저 근육이 뻐근하다는 느낌이 든다. 이 뻐근한 근육들을 풀어주지 않으면 나중에는 근육이 단단해지면서 통증

거북목 자가 진단

(4개 이상 해당되면 거북목일 가능성이 높다)

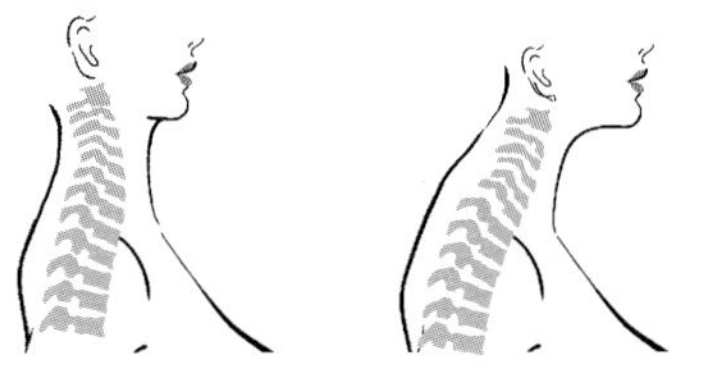

○ ×

- ☐ 목 뒤가 뻐근하다.
- ☐ 목과 어깨가 자주 뻣뻣해지고 단단하게 굳는다.
- ☐ 스마트폰을 장시간 자주 사용한다.
- ☐ 책상에 앉아 있는 시간이 하루 8시간 정도 된다.
- ☐ 이유 모를 두통이 자주 발생한다.
- ☐ 등이 굽었다.
- ☐ 자고 일어나면 목이 불편하다.

을 일으키기 때문에 꼭 풀어주어야 한다. 수험생이 흔히 겪는 거북목, 라운드숄더 자가 진단법을 소개한다. 해당 사항이 있는지 체크를 해보고 잘못된 자세 때문에 내 몸이 굳어가고 있지는 않은지 확인해보자.

라운드숄더 자가 진단

(4개 이상 해당되면 라운드숄더일 가능성이 높다)

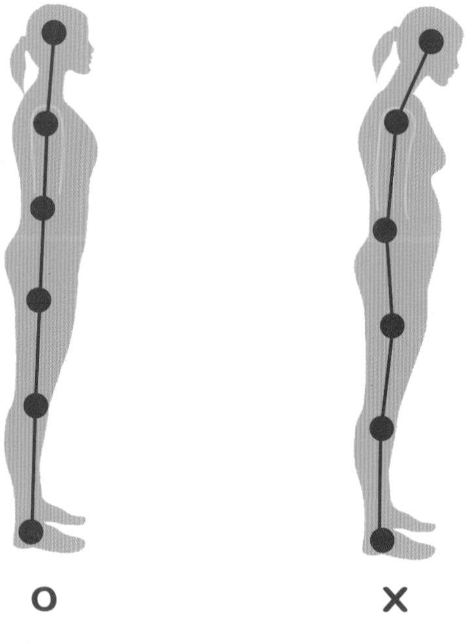

- ☐ 나는 거북목이다.
- ☐ 목덜미와 어깨가 항상 무겁고 단단하다.
- ☐ 어깨가 항상 앞쪽으로 말려 있다.
- ☐ 자려고 누웠을 때 어깨가 바닥에 닿지 않는다.
- ☐ 의자에 앉을 때 등을 바로 세우고 앉는 것이 불편하다.
- ☐ 잘 때 옆으로 누워서 잔다.
- ☐ 하루에 컴퓨터와 스마트폰을 3시간 이상 사용한다.

2

매일 반복되는 구부정한 자세

공부를 하다 보면 어느새 자세가 구부정해져 있거나 처음부터 올바르지 못한 자세로 오랜 시간 공부하는 경우도 많을 것이다. 자세가 올바르지 못하면 공부를 하다가도 짧게는 30분에서 2시간 정도 흐르면 목덜미가 땅기고 등 가운데 부분이 뻐근해진다. 몸이 뻐근하면 공부에 집중도 안 되어 종종 기지개를 켜거나 앉아서 간단하게 스트레칭을 하기도 한다. 지금도 전국에 있는 수험생들은 아침부터 밤늦은 시간까지, 하루 중 대부분의 시간을 앉아서 보내고 있다. 모두가 올바른 자세로 앉아 공부를 하면 좋겠지만 현실은 그렇지 않다. 다리를 꼬고 앉는 사람도 있고, 엉덩이를 앞으로 쭉 빼고 앉는 사람도 있으며, 한쪽 팔을 책상에 기대고 앉는 사람도 있다.

이렇게 오랜 시간 동안 잘못된 자세로 앉아 있으면 자기도 모르는 사이에 목덜미, 어깨, 허리 등의 근육들을 장시간 사용하게 된다. 근육을 너무 오래 사용하면 나중에는 돌처럼 단단해진다. 처음에는 뻐근했던 것이 나중에는 통증이 된다. 최악의 상황에는 디스크로 인해 수술하는 일까지 발생한다.

TIP 좋은 의자 고르기

❶ 발바닥이 바닥에 닿고,
❷ 회전이 되지 않고,
❸ 등받이가 너무 딱딱하지 않은 의자

잘못된 자세는 간단한 마사지와 스트레칭을 통해 고칠 수 있다. 하루에 10분만 투자해 우리의 잘못된 습관과 자세를 고쳐보자. 빠르게는 1주, 길게는 1달이면 땅기고 뻣뻣한 근육들이 유연해질 것이다.

TIP 올바르게 앉는 방법

❶ 의자에 엉덩이를 깊숙하게 넣어서 앉고
등받이에 허리를 밀착시킨다.

❷ 가슴과 허리를 펴고 배꼽을 당겨서
허리와 복부에 힘을 주어 긴장을 유지한다.

❸ 턱을 당겨 얼굴이 앞으로 나가지 않도록 한다.

❹ 다리는 45도로 뻗고 무릎을 벌려
안정적으로 지지해준다.

❺ 골반이 틀어지지 않도록 다리를 꼬지 않는다.

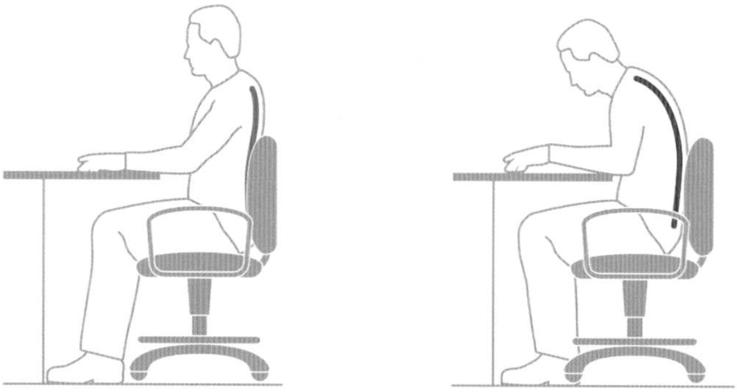

O　　　　X

3

스트레칭과 강화운동을 통한 자세 교정

평소에 자주 쓰는 뻣뻣하고 뭉친 근육들을 늘려주기만 해도 구부정한 자세가 교정이 된다. 하지만 하루도 채 지나지 않아 다시 원래 상태로 돌아갈 것이다. 뭉친 근육들을 풀어주고 바른 자세로 있으면 되지만 책상에 앉아 공부를 하다 보면 얼마 지나지 않아 다시 거북이처럼 구부정한 모습으로 돌아가기 때문이다. 평소에 자주 쓰는 근육들을 다시 사용하다 보니 올바르지 못한 자세로 앉아 있게 되는 것이다.

오랜 시간 교정된 자세를 유지하기 위해서는 평소에 자주 쓰는 근육들은 스트레칭해주고, 반대로 평소에 자주 쓰지 않는 근육들은 운동을 통해 강화해야 한다. 이렇게 신체 밸런스를 맞추면 더 효과적으로 오랜 시간 바른 자세를 유지할 수 있다. 즉, 스트레칭만 하는 것이 아니라 거기에 더해 강화운동까지 하면 더 확실하게 자세를 교정할 수 있다.

4

뇌를 움직이는 탄수화물

우리의 몸은 탄수화물을 기본 에너지로 사용하고 부족할 때는 단백질과 지방을 분해해서 사용하지만, 두뇌는 탄수화물만을 에너지원으로 삼는다. 뇌의 무게는 체중의 2% 정도를 차지하지만 전체의 20%가 넘는 에너지를 사용한다. 특히 아침에 잠에서 깨고 두뇌가 활동하려면 심장이 혈액을 전신으로 순환하는 데 필요한 에너지의 80배에 해당하는 에너지가 필요하다. 그런데 많은 수험생들은 아침을 거르거나 간단하게 해결한다. 하지만 아침 식사를 거르는 것은 좋지 않다. 이런 상태에서 공부를 하는 것은 굉장히 효율적이지 못하기 때문이다. 끼니를 거르지 않고 아침 식사를 할 수 있도록 좋아하는 반찬 2~3가지와 현미밥을 준비하자.

평소 식사는 인스턴트 식품보다 밥을 먹는 것이 좋다. 간단하게 빵이나 면 종류로 탄수화물을 섭취해도 되지만 밀가루는 혈당을 급격히 올린다. 이 과정에서 혈당을 떨어뜨리기 위해 인슐린이 분비되는데, 이 때문에 오히려 밥을 먹기 전보다 혈당이 더 낮아질 수도 있다. 그 결과 집중력이 떨어지고, 꾸벅꾸벅 졸게 된다. 먹는 양이 줄어드는 건 아니니 체중만 늘고 체력은 떨어진다. 겉으로 봤을 때는 멀쩡해 보이지만 옷을 벗고 보면 배만 볼록 나온 ET형 몸매인 내장비만이 되기가 쉽다. 급식 이외에 밖에서 식사를 하게 된다면 조금 불편하더라도 도시락을 싸 가지고 다니거나 그럴 수 없다면 근처 음식점에서 한 끼를 해결하는 것이 좋다.

5

아침 식사를 거르지 말자

'아침 먹기 귀찮아서', '아침에 바빠서' 등 이런저런 이유로 아침 식사를 거르는 수험생이 많다. 오전에 섭취한 음식의 에너지는 두뇌활동과 내장기관 그리고 신체기관의 에너지 소모에 쓰이지, 체중을 증가시키는 데에는 거의 사용되지 않는다. 우리가 식사를 굶으면 공복감으로 인해 살이 빠졌을 것이라는 착각을 하게 된다. 그러나 그것은 말 그대로 착각일 뿐이다. 실질적으로는 피로가 누적되기 때문에 신체에는 스트레스가 되고 결국 건강을 해치게 된다. 또한 영양소를 제때 공급해주지 않으면 우리 몸은 언제 영양소를 공급받을지 몰라 제일 고효율 에너지인 지방을 저장하려고 한다. 그렇기 때문에 공복이 길어지면 체내조직의 지방 합성 기능은 높아져 살이 빠지기는커녕 조금만 먹어도 살이 찌는 체질로 바뀌게 된다. 특히 아침 식사를 거르면 하루에 필요한 영양소를 충분하게 섭취하지 못하기 때문에 점심이나 저녁에 과식하기 쉽다.

수험생이 아침 식사를 해야 하는 이유

❶ 두뇌 활동에 필요한 에너지를 제때 공급해 학습능력이 향상된다.

❷ 음식물을 소화함으로써 신진대사가 활발해진다.

❸ 점심, 저녁 폭식을 막아 체중 조절에 유리하다.

❹ 피로를 덜 느끼고 지구력이 향상되어 공부하는데 유리하다.

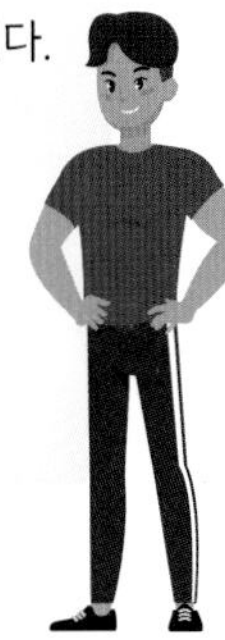

6

운동과 성적의 상관관계

흔히 하는 말 중, '공부 안 하면 나중에 몸이 고생한다'는 말이 있다. 하지만 사실은 그 반대다. 몸을 쓰지 않으면 머리가 고생한다. 하버드대 정신의학과 교수인 존 레이티는 이렇게 말했다.

"우리의 몸은 인류가 수렵과 채집을 하던 시절의 상태 그대로다. 당시 인류는 먹이를 사냥하기 위해 끊임없이 움직였다. 우리 뇌도 신체의 활발한 움직임과 함께 최상의 능력을 끌어내도록 진화했다. 그러니 수험생들에게 몇 시간씩 움직이지 말고 공부하라는 것은 뇌의 능력을 떨어뜨리라는 것이나 다름없다."

현대인은 매일 최소 40분 운동을 하고 움직여야 한다. 그래야 뇌가 자극받고 학습 능력도 좋아지기 때문이다. 레이티 교수는 운동을 하면 뇌로 공급되는 피의 산소량이 늘어나면서 세포 배양속도가 빨라지고 뇌 안의 신경세포(뉴런) 역시 더 활기차게 기능하기 때문에 학생이든 직장인이든 모든 현대인이 운동을 하면 집중력, 성취욕, 창의성이 증가하고 뇌의 능력이 확장된다고 말했다. 아침에 '0교시 체육수업'을 도입한 미국 네이퍼빌 센트럴고등학교의 경우, 학생들의 학업 성취도가 2배 높아지고 스트레스는 줄었다.

매일 일찍 일어나서 운동을 하지 않더라도 체육 시간이나 주말에 가벼운 뜀뛰기나 줄넘기, 빠르게 걷기, 스쿼트, 스트레칭을 30분씩 하는 것도 엄청난 도움이 된다. 운동은 두뇌활동을 원활하게 하여 학습에 도움을 주지만, 자신의 평소 체력을 생각하지 않고 과하게 운동을 하거나 신체에 맞지 않은 무리한 운동을 하는 것은 스트레스로 작용해 피로감을 주는 등 오히려 역효과를 낼 수 있다. 그러므로 장기적인 계획을 세우고 너무 무리하지 않는 범위 내에서 운동하는 것을 추천한다. 너무 고강도인 운동을 오랜 시간 하다 보면 역효과로 몸이 피로해져서 공부에 지장을 줄 수 있기 때문에 너무 힘들지 않은 강도로 몸을 움직여주는 것이 좋다.

7

성적을 향상시키는 셀프 마사지

수험생은 쉬는 시간도 아끼며 같은 자세로 장시간 책상에 앉아 있곤 한다. 특히 공부에 집중하다 보면 상체를 앞으로 숙이고 목과 어깨를 앞으로 빼는 자세를 취하게 된다.

건강한 목의 뼈는 보통 앞으로 볼록하게 휘어진 C자 곡선으로 배열되어 머리 무게를 지탱하고 충격을 완충하는 역할을 한다. 책상에 앉아 동영상 강의를 보거나 공부를 할 때 수험생들은 고개를 숙인 자세를 취하게 되는데 이런 자세가 장기간 지속되면 심한 경우에는 목이 일직선이 되는 일자목이 된다.

일반적으로 목은 머리 무게인 5kg 정도의 하중을 받는다. 하지만 고개를 앞으로 내밀수록 그 이상의 하중을 받는다. 이때 목과 어깨 근육들이 긴장되어 딱딱하게 굳는다. 굳은 근육은 통증을 유발해 공부를 방해하는 원인이 된다. 뿐만 아니라 시험까지 최상의 컨디션을 유지하며 공부해야 할 수험생의 컨디션을 떨어뜨린다.

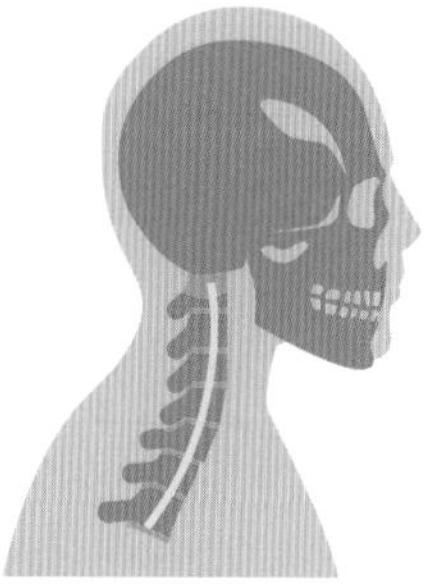
정상목

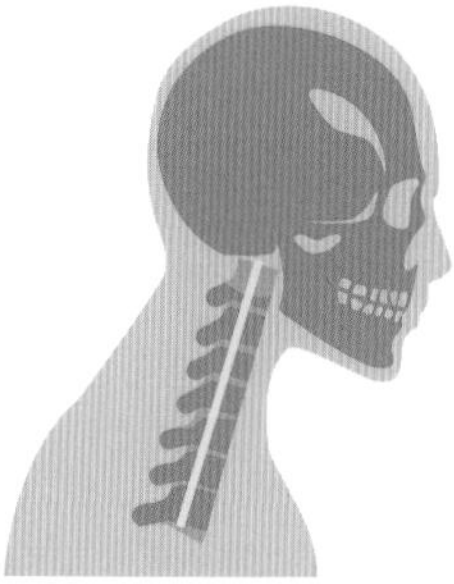
일자목

이전에 트레이닝을 담당했던 분 중 거북목과 어깨 불균형으로 인한 통증이 심해 책상에 앉아 있기조차 힘들어했던 수험생이 있었다. 수능은 점점 다가오는데 통증은 나아지지 않아 스트레스를 받아 성적도 점점 떨어지는 학생이었다. 이 학생은 평소 앉아 있는 자세가 굉장히 좋지 않았다. 주로 다리를 꼬고 한쪽 팔을 책상에 올려 머리를 앞으로 쭉 빼고 공부를 했다. 당시 이 학생은 마사지와 스트레칭 케어 60%, 강화운동 40%로 트레이닝을 진행하였다. 트레이닝을 받고, 공부하는 중간중간에 마사지볼을 이용한 마사지와 스트레칭을 꾸준하게 한 결과 잘못된 자세로 딱딱하게 뭉쳐 있는 근육들이 풀어져 통증이 해결되었다. 공부를 할 때면 찾아오던 통증이 해결되니 자연스럽게 스트레스도 줄었고, 결과적으로 원하던 대학교에 진학할 수 있었다.

이처럼 목이나 어깨 쪽에 통증이 있을 때는 그 주변 근육들을 마사지해 딱딱하게 굳어 있는 근육들을 풀어주어야 한다. 두뇌와 가까운 근육들을 편안하게 해주면 미세혈류순환이 좋아져 뇌가 활성화되고, 목과 어깨의 뻐근함 등의 불편이 줄어들어 공부에만 집중할 수 있는 최상의 컨디션을 유지할 수 있다.

8

수험생 운동의 핵심I, 코어

하루 중 앉아 있는 시간이 긴 수험생들은 활동량이 적다 보니 칼로리 소모가 낮아 살이 찌는 경우가 많다. 그래서 시험이 끝난 후 적지 않은 수험생이 공부하는 동안 불어난 살을 빼기 위해 다이어트를 한다.

하지만 이들 중 정확한 지식을 가지고 살을 빼는 수험생이 몇이나 될까? 많은 수험생이 확실히 검증되지 않은, 인터넷에 올라와 있는 정보를 무작정 따라하곤 한다. 그중 굶어서 살을 빼는 방법도 인기가 있는데, 이는 가장 잘못된 다이어트 방법이다. 단식을 하면 지금 당장 섭취하는 영양분이 줄어든 탓에 단기적으로는 체중이 줄어든다. 이 때문에 효과가 좋아 보일 수 있으나 장기적으로 봤을 때는 근육의 양도 같이 줄어 요요가 온다. 몸에 무리한 다이어트가 계속되면 빈혈이나 폭식, 컨디션 저하로 이어져 몸에 좋지 않다. 운동과 식이조절을 통해서 요요 없는 다이어트를 하는 것이 가장 좋다. 요즘엔 1:1 PT, 크로스핏, 필라테스, 요가 등의 운동을 쉽게 접할 수 있다. 어떤 운동이 되었든 운동을 하면 체중 감량을 할 수 있다. 하지만 겉근육을 과도하게 사용해버리면 속근육은 기능을 점점 잃게 되고 겉근육이 그 역할을 대신해버린다. 이 때문에 운동을 열심히 해서 살을 빼더라도 통증을 일으키는 경우가 발생한다. 그래서 우리는 속근육을 강화하는 운동인 코어 운동부터 해야 한다.

코어 근육이란 우리의 몸통 심부에 있는 상체와 하체를 이어주는 근육이라고 할 수 있다. 이것은 남성이 원하는 '식스팩' 혹은 여성이 원하는 '11자 복근'을 말하는 것이 아니다. 현대인들은 균형을 유지한 채 생활을 해야 하지만 그렇지 못한 경우가 많다. 지금 우리 자세를 한번 살펴보자. 구부정한 자세로 인해 배에 힘이 없는 채 걷고 있거나 구부정하게 걷지 않기 위해 허리만 과하게 꺾인 상태가 아니던가?

이제 몸 전체의 균형과 구조적 안정화를 위해 코어 운동부터 시작하자.

코어 근육
stretching

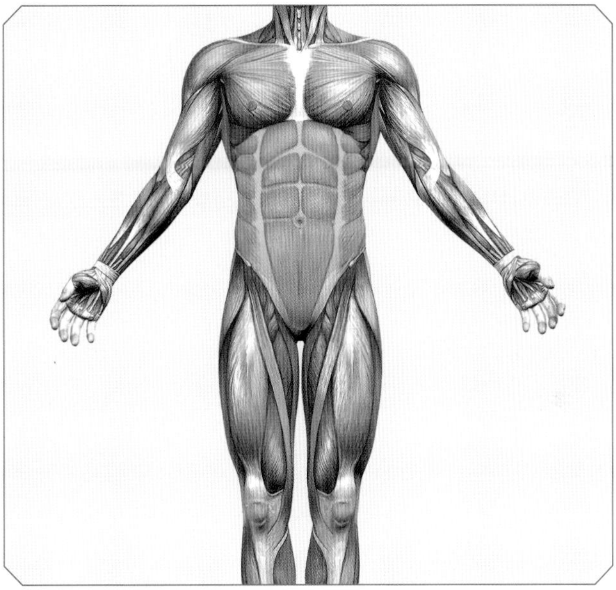

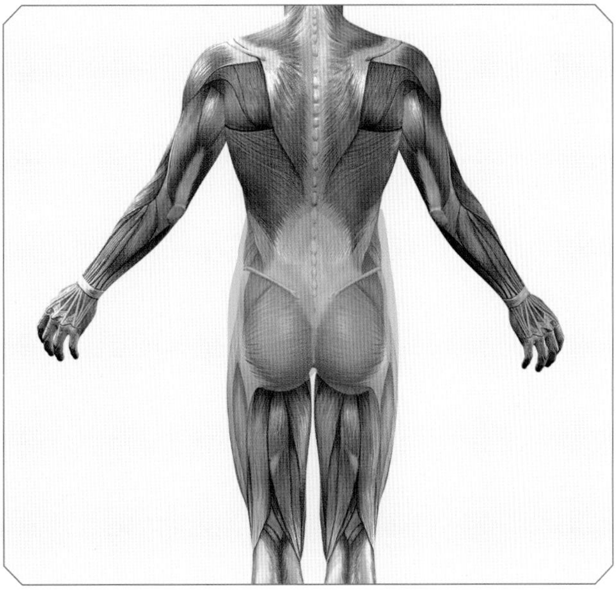

9

수험생 운동의 핵심2, 호흡근

운동을 안 하는 사람이 농담처럼 "난 숨쉬기 운동 한다"라고 말하곤 한다. 하지만 농담이 아니라 숨쉬기 운동은 정말 중요하다. 신체 활동이 거의 없는 수험생은 자연스럽게 심폐 능력이 떨어질 수밖에 없다. 심폐 능력이 떨어지면 산소공급률도 떨어진다. 그러면 신체에 산소가 결핍되는데 이로 인해 횡격막 기능 저하, 목이나 어깨 근육 경직, 신체 pH 영향(알칼리성), 심장혈관 & 뇌혈관 수축, 뇌의 산소공급과 혈액공급의 저하, 숨을 내쉴 때 CO_2(이산화탄소) 증가, 알칼리혈증 등이 유발될 수 있다. 잘못된 호흡 하나로 악순환이 반복되는 것이다.

이러한 잘못된 호흡 문제를 해결하려면 일단 횡격막의 기능을 살려줘야 한다. 횡격막의 긴장도를 회복하는 간단한 방법의 하나는 2초 정도 최대한 숨을 깊게 들이마시고 4초 동안 숨을 천천히 내쉬기를 반복하는 것이다. 한 번 할 때 30회 정도 반복하고 하루에 이를 2세트 정도 반복해보자. 간단한 방법으로도 횡격막의 긴장도를 충분히 살려줄 수 있다. 갑자기 호흡을 깊게 하면 어지러울 수 있으니 어지러우면 잠시 중단하였다가 다시 실시하는 것이 좋다.

이 방법을 의자에 앉아서 하거나 혹은 누워서 할 때 호흡을 들이마실 때마다 어깨가 들썩이면서 올라가는 사람들도 있을 것이다. 이러한 증상은 평소에 횡격막이 제 기능을 못 하다 보니까 보상작용으로 사각근이 그 역할을 대신해서 어깨를 올리면서 호흡을 하고 있었기 때문이다. 이 경우 스트레칭케어를 통해 사각근을 풀어준 뒤 위의 방법처럼 호흡을 하면서 횡격막의 기능을 살려주어야 한다.

숨쉬기 운동
stretching

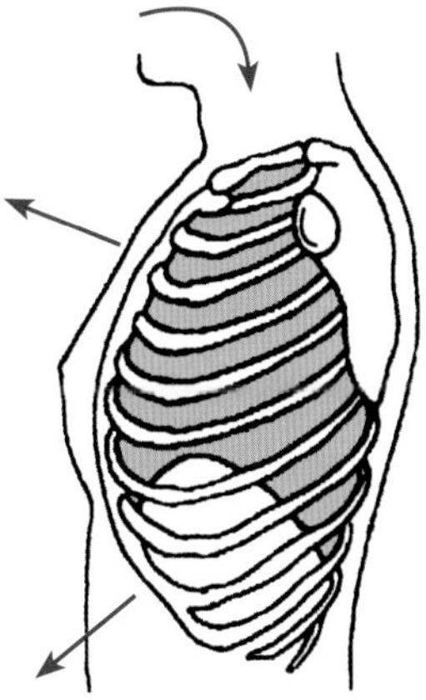

숨 깊게 들이마시기

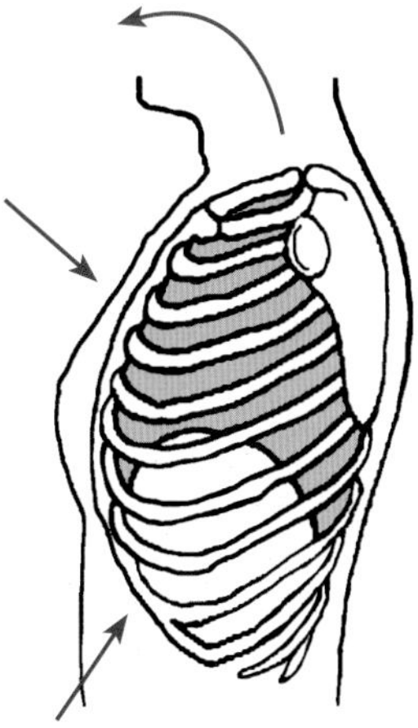

숨 내쉬기

10

수험생과 다이어트

너무 과한 다이어트는 좋지 않지만, 공부만 하다 보니 과하게 불어난 살 때문에 호흡하기 불편하다거나, 앉아 있는데 살 때문에 허리가 조여 불편한 수험생은 약간의 체중조절이 필요하다. 인터넷에 다이어트라고 검색해보면 관련 검색어에 고기를 마음껏 먹을 수 있는 황제 다이어트, 여자 연예인들의 대표 다이어트인 덴마크 다이어트, 한 우물만 파는 원푸드 다이어트, 몸 안의 독소를 빼는 레몬디톡스 등 많은 다이어트 방법이 나온다. 이 밖에도 다양한 방법들이 지금도 계속해서 생겨나고 있고, 효과가 있다는 다이어트는 사람들이 다 시도해본다. 하지만 한 달 만에 극적인 효과를 보지 못하면 실망하고 다시 원래의 식습관대로 돌아간다.

어떤 다이어트건 간에 지방흡입을 하지 않는 이상 살이 급격하게 확 빠지는 다이어트는 없다. 예를 들어 관리를 안 할 때는 10개월에 10kg 정도 살이 찐다고 가정해보자. 하지만 다이어트를 할 때는 평균적으로 한 달 만에 5kg을 감량하려고 한다. 너무나도 이기적인 생각이 아닌가 한다. 찔 때는 10개월 걸린 살을 뺄 때는 한두 달 만에 모두 빼려고 하니 그만큼 엄청난 대가가 필요하다. 살을 뺄 때는 시간이 조금 걸릴지라도 꾸준히 운동하는 습관과 일반식 식이요법을 통해 요요 없는 건강한 몸매를 만들어가는 걸 추천한다.

11

짐(gym)이 아닌 집에서 해결하자

축구와 농구 같은 경우에는 축구장이나 농구장 또는 공과 골대, 그에 맞는 인원이 있어야 할 수 있다. 그래서인지 많은 사람들이 헬스장 같은 공간이 마련되어야 운동을 할 수 있다고 생각한다. 하지만 수험생의 건강을 위한 스트레칭과 운동은 책상 옆 작은 공간에서도 할 수 있다. 공부하는 시간을 쪼개서 잠깐 운동하는 것도 시간이 아깝다고 생각하는 수험생들인데 운동을 하러 운동하는 공간까지 가는 것은 엄청난 시간과 체력의 낭비가 아닐 수 없다.

먼저 수험생이 공부할 때 자주 쓰는 근육들을 마사지볼을 이용해서 마사지해준다. 마사지볼로 근육을 풀어주기만 해도 50% 이상은 효과가 있다. 가만히 있어도 통증이 있는 부위이거나 혹은 통증이 없더라도 공으로 마사지를 했을 때 통증이 있는 부위는 계속해서 풀어준다. 처음에는 아프거나 뻐근할 수 있지만 하면 할수록 통증은 줄어들 것이다. 그다음으로 해당 부위를 스트레칭하고 평소에 잘 쓰지 않는 근육까지 강화운동을 하면 집에서도 충분히 균형 있는 몸을 만들 수 있을 것이다.

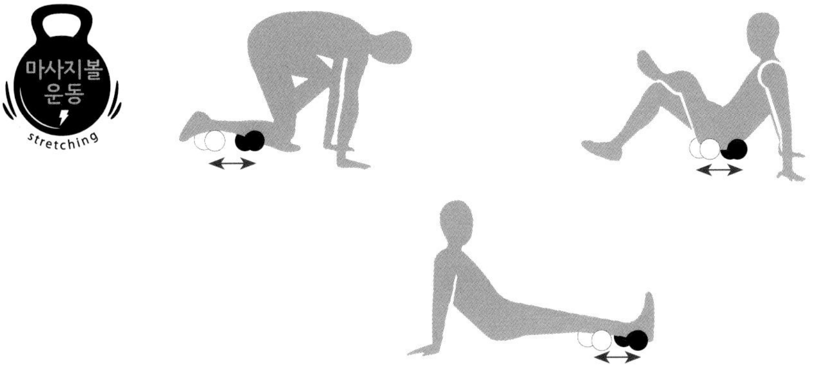

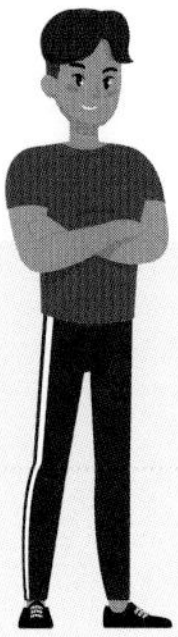

수험생 스트레칭에서 사용하는 도구들

마사지볼

마사지를 할 때 필요한 도구다.
크기는 주먹보다 약간 작고 만져보면 단단하다.
작은 근육부터 큰 근육까지 효과적으로 풀어줄 수 있다.

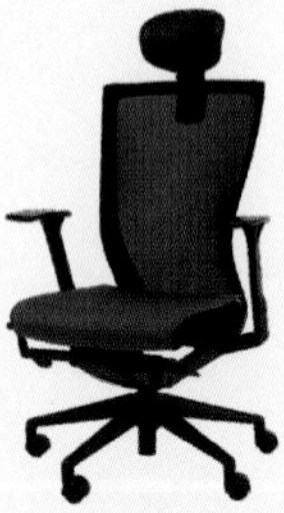

팔걸이가 있는 의자

앉아서 복식호흡을 할 때 활용한다.
어깨가 올라가지 않게 하는 데 효과적이다.

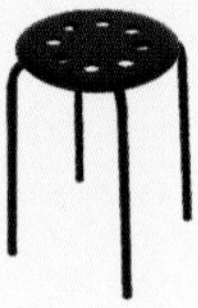

의자

학교, 학원, 집 어디서나 쉽게 구할 수 있는 의자를 활용한다.
마사지나 스트레칭을 좀 더 안정적으로 하기 위해
앉아서 하는 동작에서 주로 사용한다.

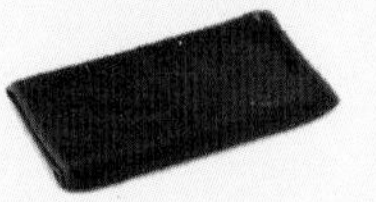

수건

집에서 흔히 볼 수 있는 수건을 활용한다. 밴드와 비슷하지만
탄력이 없는 것이 특징이다. 초보자도 쉽게 이용할 수 있고
약간의 저항을 이용하여 운동할 수 있다.

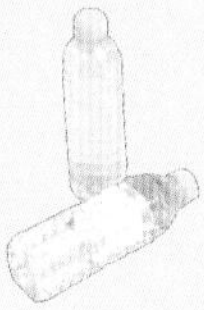

물병

주변에서 흔히 볼 수 있는 물병을 활용한다.
담은 물의 양에 따라 무게도 조절할 수 있고
손으로 잡아 몸의 다양한 움직임을 만들어
작은 근육부터 큰 근육까지 효과적으로 단련할 수 있다.

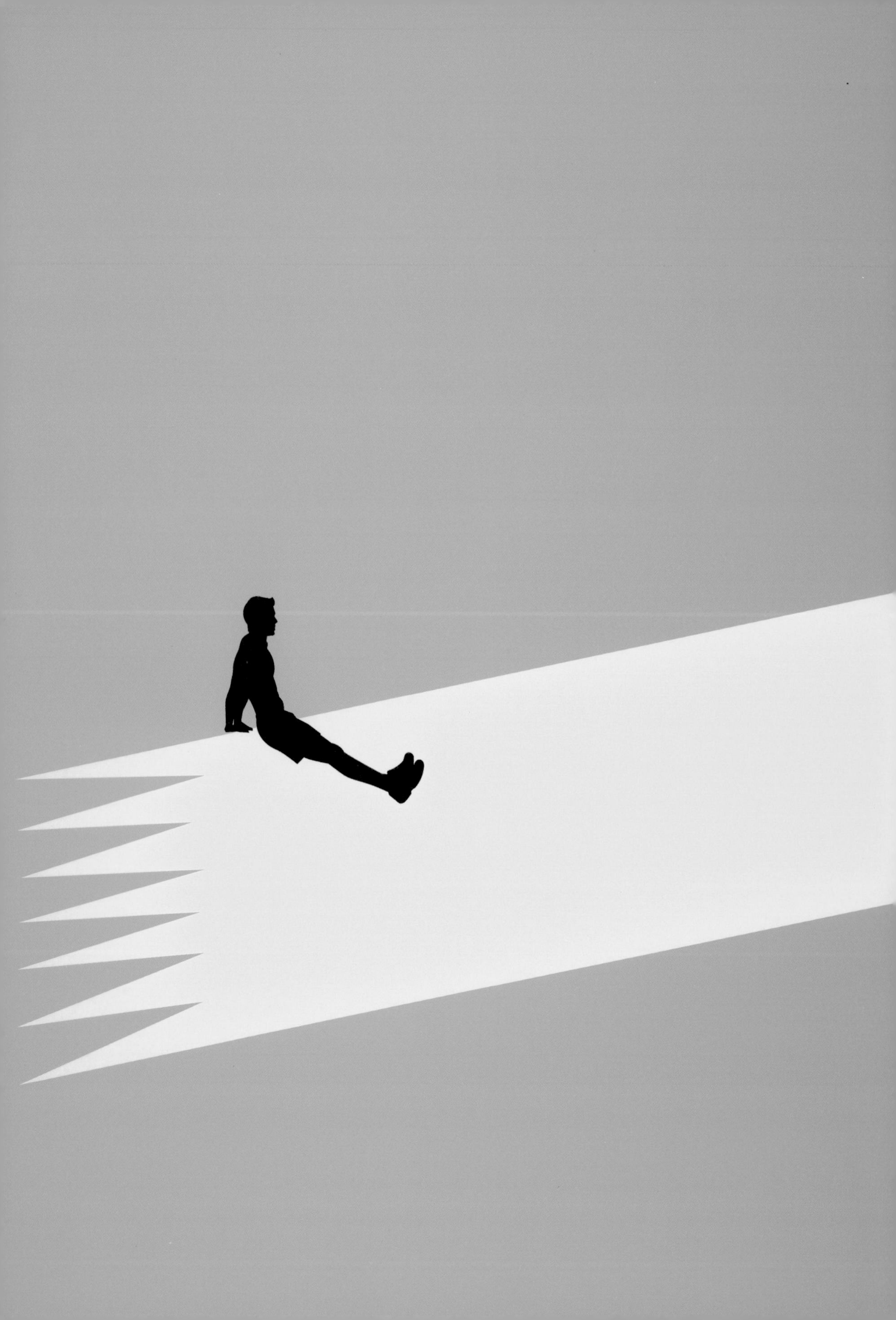

2장

기초 튼튼 호흡근 트레이닝

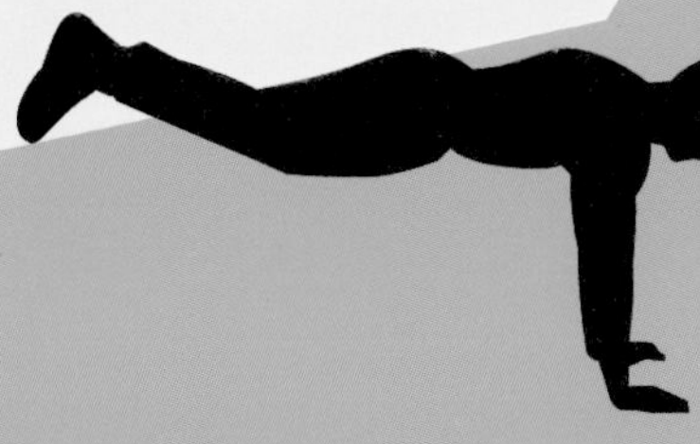

1

누워서 하는 복식호흡

3회 반복

1 편하게 누워 한쪽 손은 가슴 위에,
한쪽 손은 배 위에 올린다.

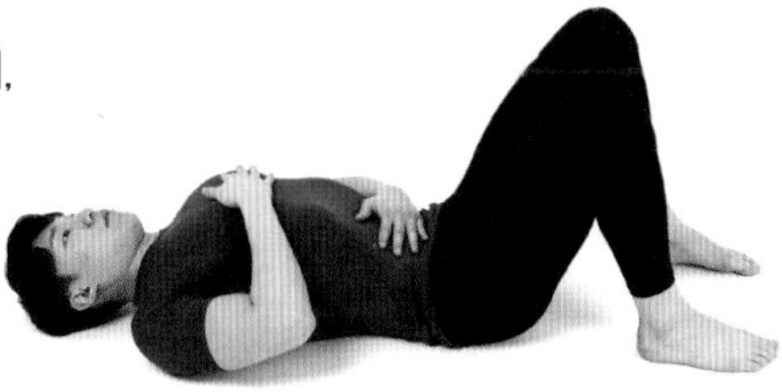

2 코로 숨을 천천히 최대한 들이마신 후 2초 정도 참는다.

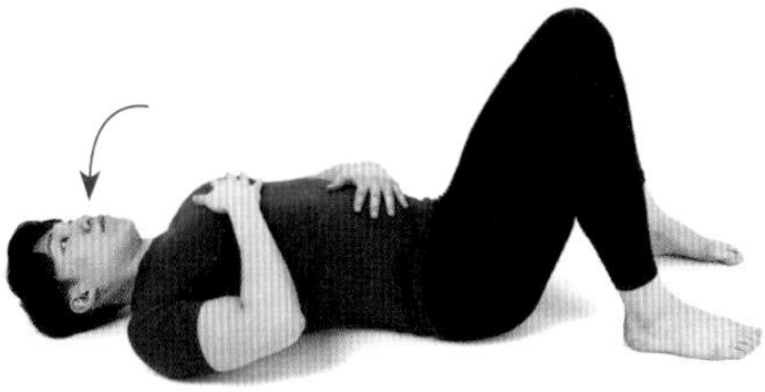

TIP 가슴과 배 순서로 숨을 들이마시고
손이 올라가 있는지 확인한다.

3 입으로 숨이 더 이상 나오지 않을 때까지 천천히 내쉬고 2초 정도 참는다.
2~3을 60초간 천천히 반복한다.

TIP 배꼽을 바닥 쪽으로 당기면서
숨을 뱉는다.

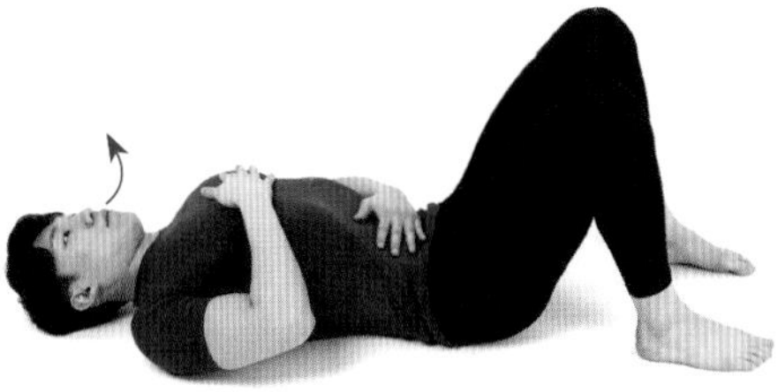

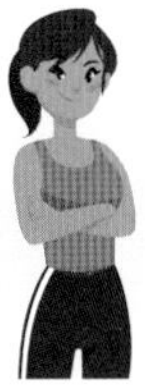

• 주의사항 •

- 과한 호흡으로 어지러울 시 잠시 중단한다.
- 숨을 들이마실 때 어깨가 올라가지 않도록 한다.
- 턱을 앞으로 내밀지 않는다.

2

앉아서 하는 복식호흡

3회 반복
• 준비물 : 팔걸이가 있는 의자

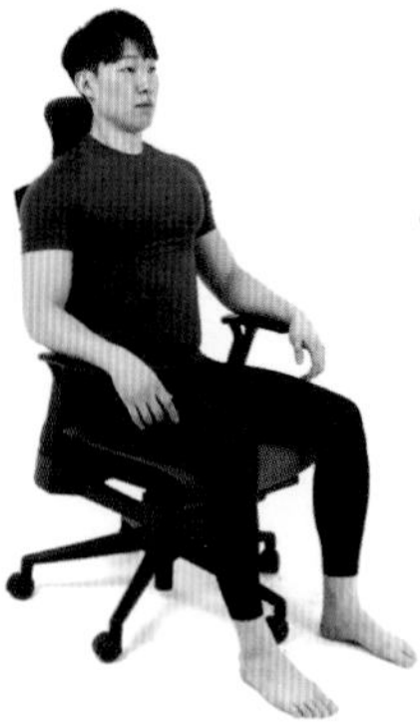

1 의자에 엉덩이를 최대한 안쪽으로 넣어서 앉아 턱은 당기고 양팔은 팔걸이에 올리고 어깨를 최대한 내린다.

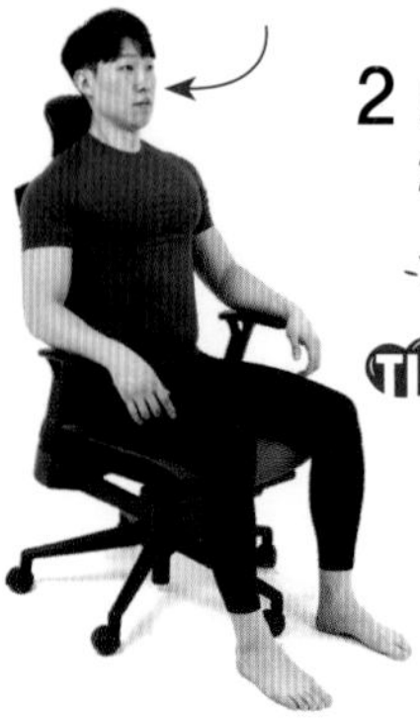

2 코로 숨을 최대한 들이마신 후 2초 정도 참는다.

TIP 가슴에서 배 순서로 숨을 들이마신다.

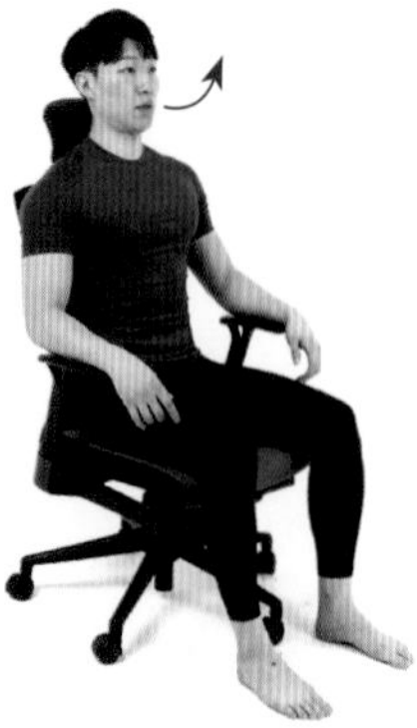

3 입으로 숨이 더 이상 나오지 않을 때까지 천천히 내쉬고 2초 정도 참는다.
2~3을 60초간 천천히 반복한다.

TIP 허리를 의자 등받이 쪽으로 당기면서 숨을 뱉는다.

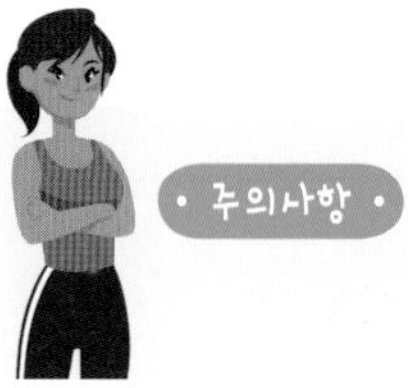

- 과한 호흡으로 어지러울 시 잠시 중단한다.
- 숨을 들이마실 때 어깨가 올라가지 않도록 한다.
- 턱을 앞으로 내밀지 않는다.

3

운동을 통한 호흡근 트레이닝

트레이닝 1

3회 반복

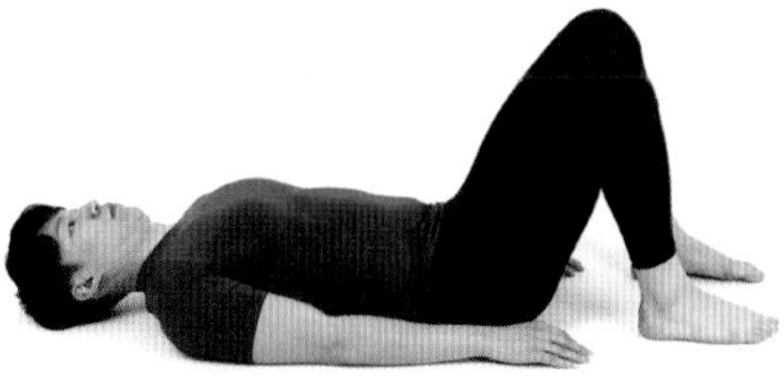

1 누운 상태에서 양쪽 다리를 세우고
양팔을 몸통 옆에 놓는다.

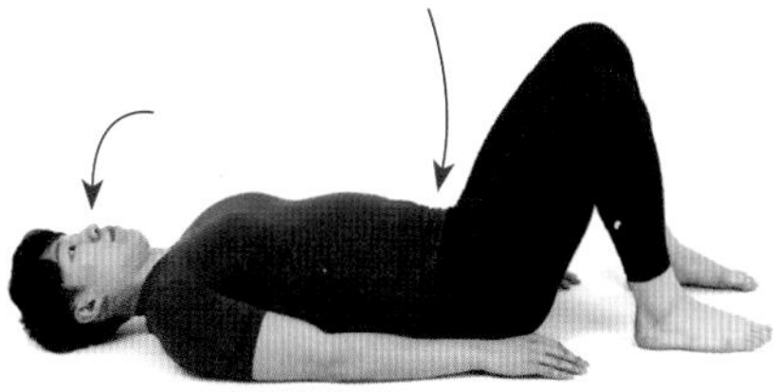

2 배꼽을 허리 쪽으로 당기고
코로 숨을 최대한 들이마신 후
2초 정도 참는다.

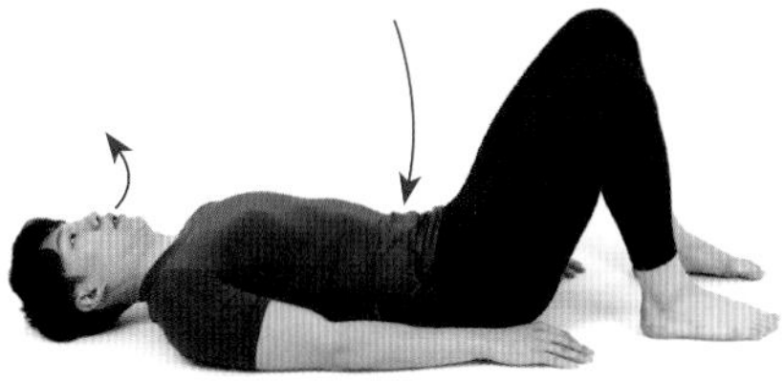

3 배꼽을 허리 쪽으로 당긴 상태를 유지하며
입으로 숨을 최대한 내쉰 후 2초 정도 참는다.
2~3을 2분간 천천히 반복한다.

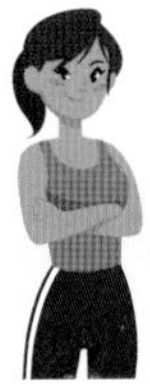

• 주의사항 •

- 과한 호흡으로 어지러울 시 잠시 중단한다.
- 호흡을 하는 동안 어깨에
  힘이 많이 들어가지 않도록 한다.

운동을 통한 호흡근 트레이닝

트레이닝 2

3회 반복

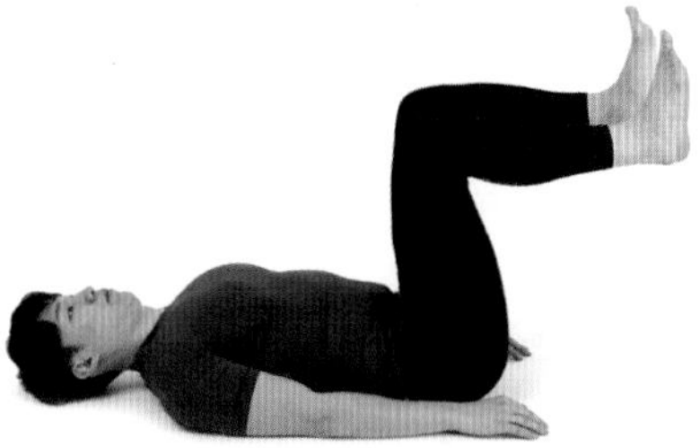

1 누운 상태에서
양쪽 다리를 90도로 든다.

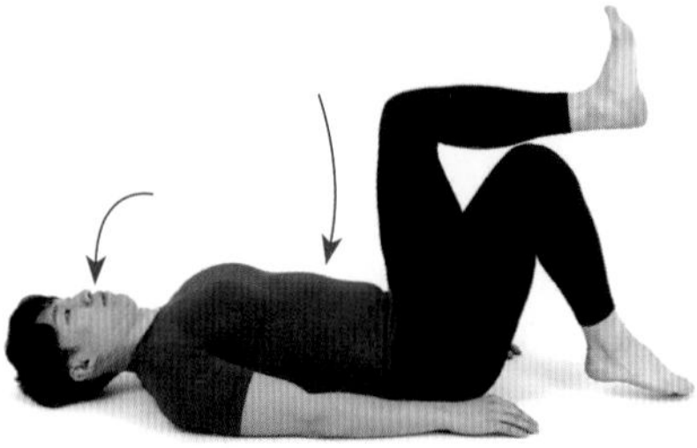

2 코로 숨을 들이마시면서
배꼽을 허리 쪽으로 당기고
한쪽 다리를 천천히 바닥으로 내린다.

TIP

- 허리가 바닥에 붙어 있는 상태를 유지하며 천천히 다리를 내린다.
- 발가락으로 바닥을 살짝 찍는다는 느낌으로 천천히 내려놓는다.

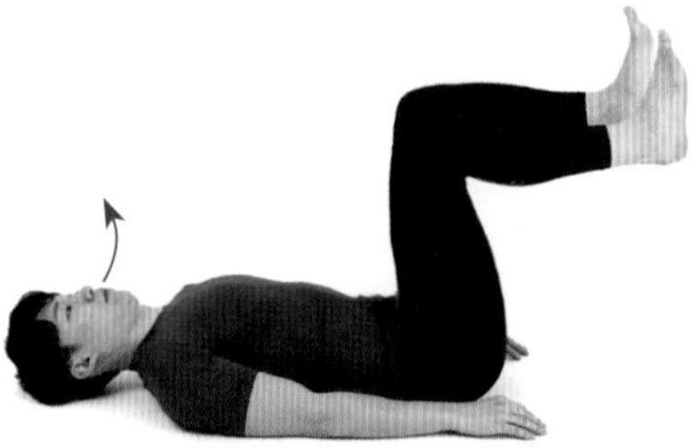

3 내렸던 다리를 다시 90도로 들면서
입으로 숨을 내쉰다.
다리를 한쪽씩 번갈아가며 내리면서
2분간 복식호흡을 반복한다.

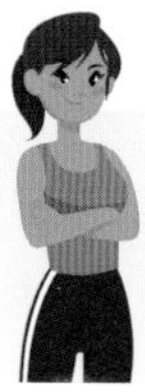

• 주의사항 •

- 과한 호흡으로 어지러울 시 잠시 중단한다.
- 호흡을 하는 동안 어깨에 힘이 많이 들어가지 않도록 한다.

운동을 통한 호흡근 트레이닝

트레이닝 3

3회 반복

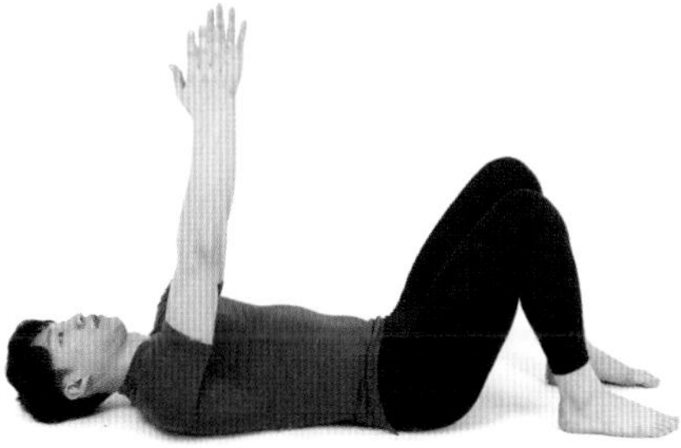

1 누운 상태에서
양쪽 다리를 세우고
양팔을 앞으로 뻗는다.

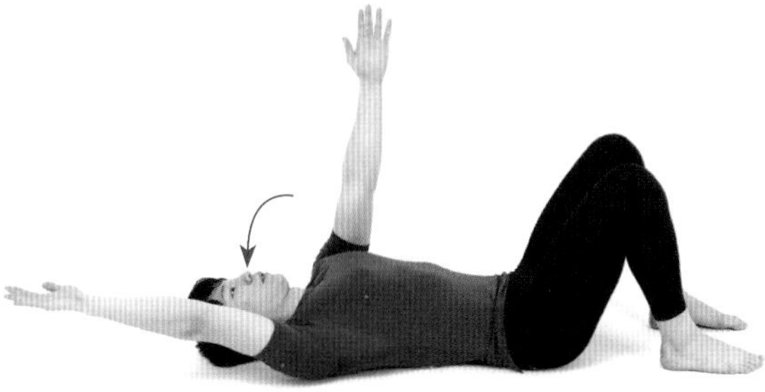

2 코로 숨을 들이마시면서
한쪽 팔만 머리 옆으로 내린다.

TIP
- 허리가 바닥에 붙어 있는 상태를 유지하며 천천히 팔을 내린다.
- 허리가 들리지 않는 지점까지 팔을 내린다.

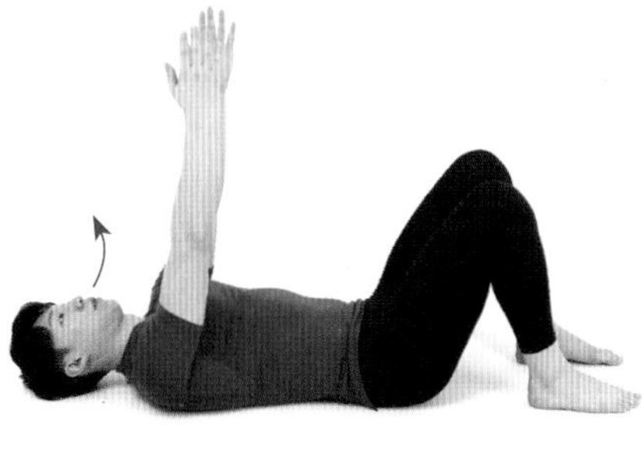

3 입으로 숨을 내쉬면서 내렸던 팔을
다시 가슴 앞으로 올린다.
팔을 한쪽씩 번갈아가며 내리면서
2분간 복식호흡을 반복한다.

TIP
허리가 바닥에 붙어 있는 상태를 유지하며 천천히 팔을 올린다.

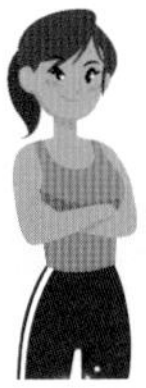

주의사항
- 과한 호흡으로 어지러울 시 잠시 중단한다.
- 팔을 머리 옆으로 내릴 때
어깨가 올라가지 않도록 한다.

운동을 통한 호흡근 트레이닝

트레이닝 4

3회 반복

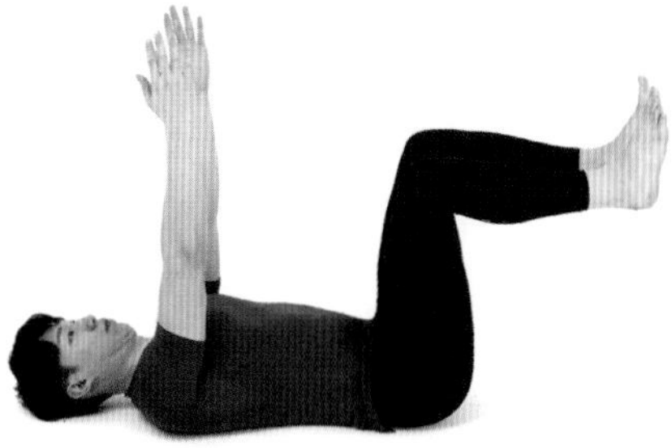

1 누운 상태에서 양쪽 다리를 90도로 들고
양팔을 앞으로 뻗는다.

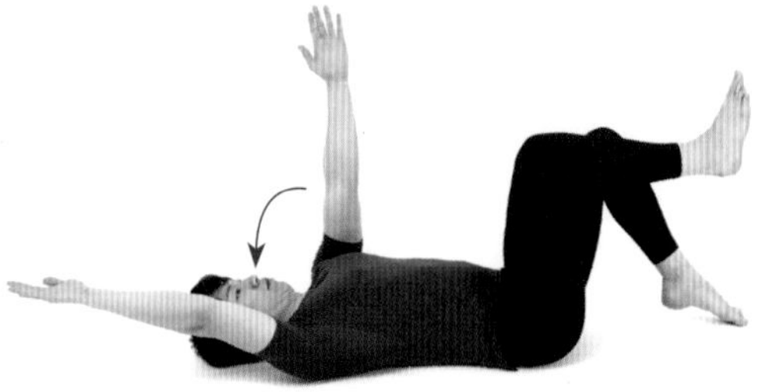

2 코로 숨을 들이마시면서
한쪽 팔을 머리 옆으로 내리고
반대편 다리를 내린다.

TIP 허리가 바닥에 붙어 있는 상태를 유지하며
천천히 팔과 다리를 내린다.

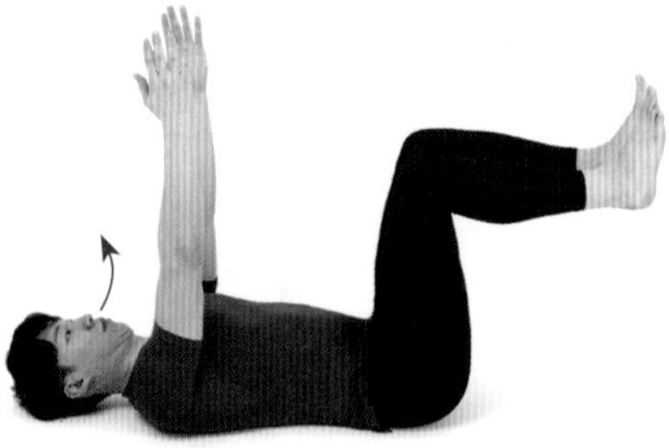

3 입으로 숨을 내쉬면서 팔과 다리를
다시 올려 1의 자세로 돌아간다.
반대쪽 팔과 다리도 번갈아가며 내리면서
2분간 복식호흡을 반복한다.

TIP 허리가 바닥에 붙어 있는 상태를 유지하며
천천히 팔과 다리를 올려 1의 자세로
돌아간다.

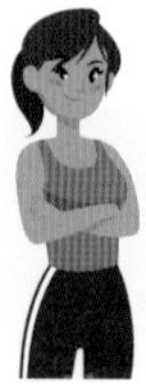

주의사항

- 과한 호흡으로 어지러울 시 잠시 중단한다.
- 팔을 머리 옆으로 내릴 때 어깨가 올라가지 않도록 한다.
- 허리에 통증이 있을 시 통증이 느껴지지 않는 범위 안에서만 움직인다.

운동을 통한 호흡근 트레이닝

트레이닝 5

3회 반복

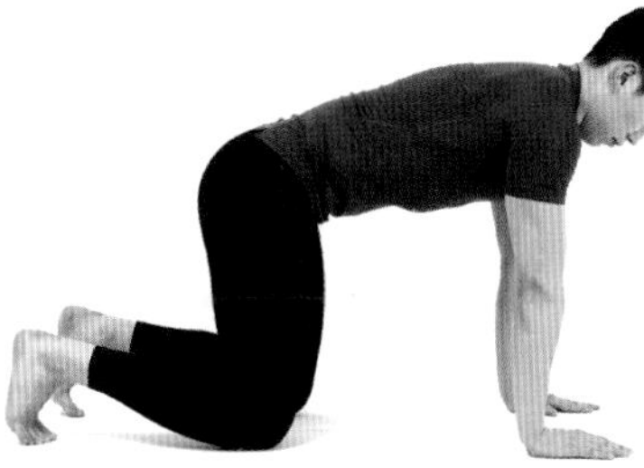

1 팔과 허벅지를 지면과 수직으로 세워 엎드린다.

TIP 턱을 당기고 시선은 정면의 바닥을 향한다.

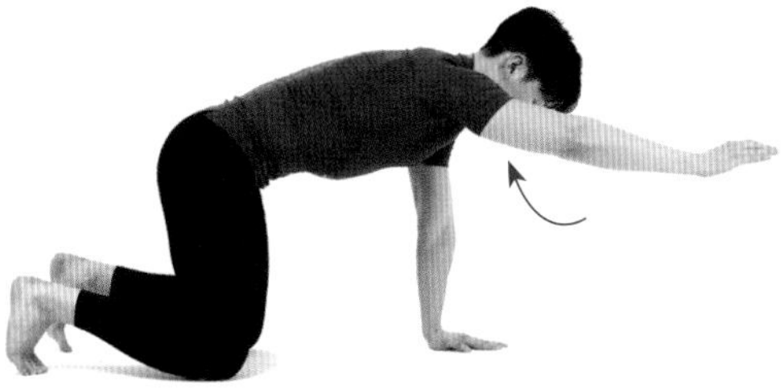

2 코로 숨을 들이마시면서 한쪽 팔을 머리 옆으로 든다.

TIP 배꼽을 허리 쪽으로 당긴다.

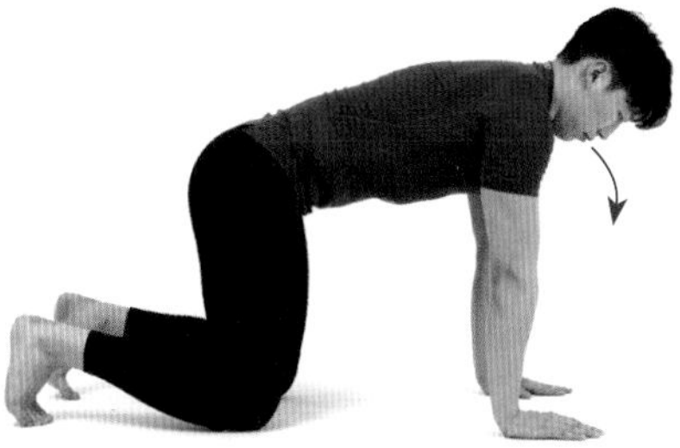

3 입으로 숨을 내쉬면서 올렸던 팔을 내려 다시 1의 자세로 돌아온다. 반대쪽 팔도 번갈아가며 들면서 2분간 복식호흡을 반복한다.

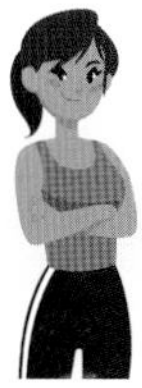

• 주의사항 •

- 과한 호흡으로 어지러울 시 잠시 중단한다.
- 팔을 들 때 어깨가 올라가지 않도록 한다.
- 동작을 하는 동안 배의 긴장을 풀지 않는다.

운동을 통한 호흡근 트레이닝

트레이닝 6

3회 반복

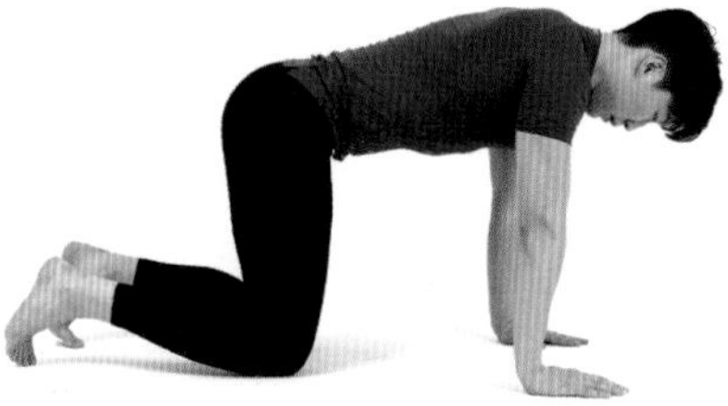

1 팔과 허벅지를
지면과 수직으로 세워 엎드린다.

TIP 턱을 당기고 시선은
정면의 바닥을 향한다.

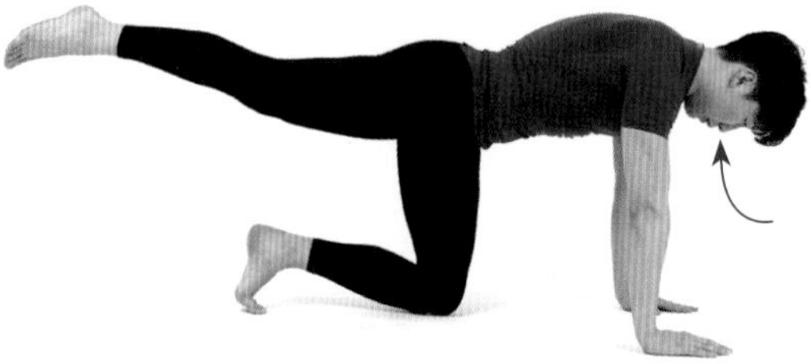

2 코로 숨을 들이마시면서
한쪽 다리를 든다.

TIP 배꼽을 허리 쪽으로 당긴다.

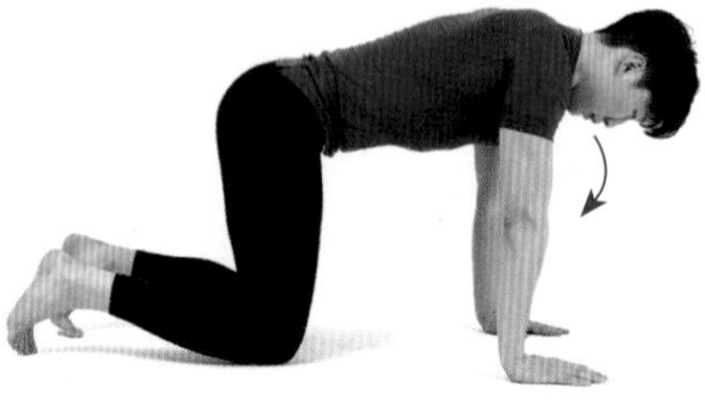

3 입으로 숨을 내쉬면서
올렸던 다리를 내려 다시 **1**의 자세로
돌아온다. 반대쪽 다리도 번갈아가며
들면서 2분간 복식호흡을 반복한다.

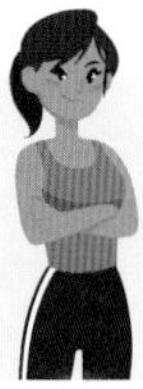

• 주의사항 •

- 과한 호흡으로 어지러울 시 잠시 중단한다.
- 허리에 통증이 있을 시 통증이 느껴지지 않는 범위 안에서만 움직인다.
- 동작을 하는 동안 배의 긴장을 풀지 않는다.

운동을 통한 호흡근 트레이닝

트레이닝 7

3회 반복

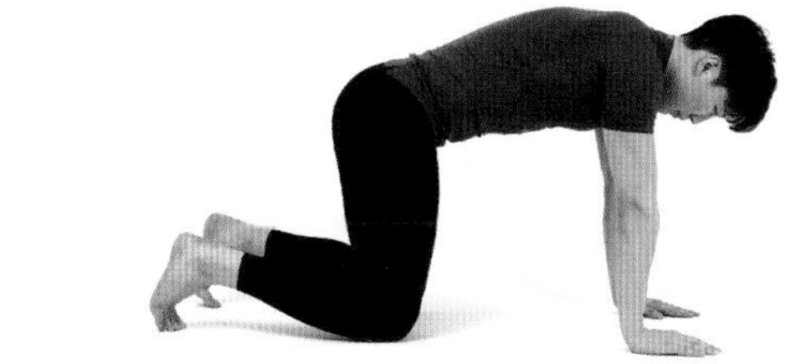

1 팔과 허벅지를
지면과 수직으로 세워 엎드린다.

TIP 턱을 당기고 시선은
정면의 바닥을 향한다.

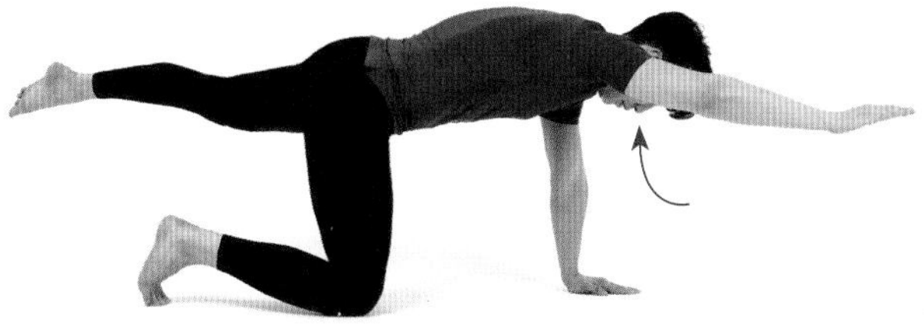

2 코로 숨을 들이마시면서
한쪽 팔과 반대쪽 다리를 든다.

TIP 배꼽을 허리 쪽으로 당긴다.

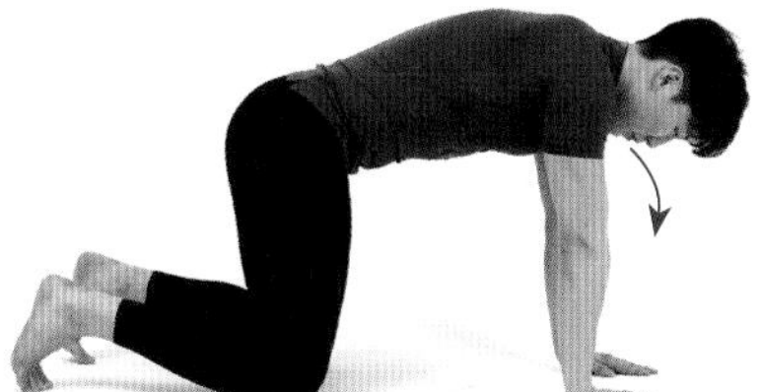

3 입으로 숨을 내쉬면서
올렸던 팔과 다리를 내려
다시 1의 자세로 돌아온다.
반대쪽 팔과 다리도 번갈아가며 들면서
2분간 복식호흡을 반복한다.

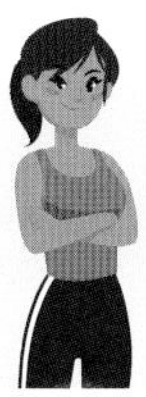

• 주의사항 •

- 과한 호흡으로 어지러울 시 잠시 중단한다.
- 팔을 들 때 어깨가 올라가지 않도록 한다.
- 허리에 통증이 있을 시 통증이 느껴지지 않는 범위 안에서만 움직인다.
- 동작을 하는 동안 배의 긴장을 풀지 않는다.

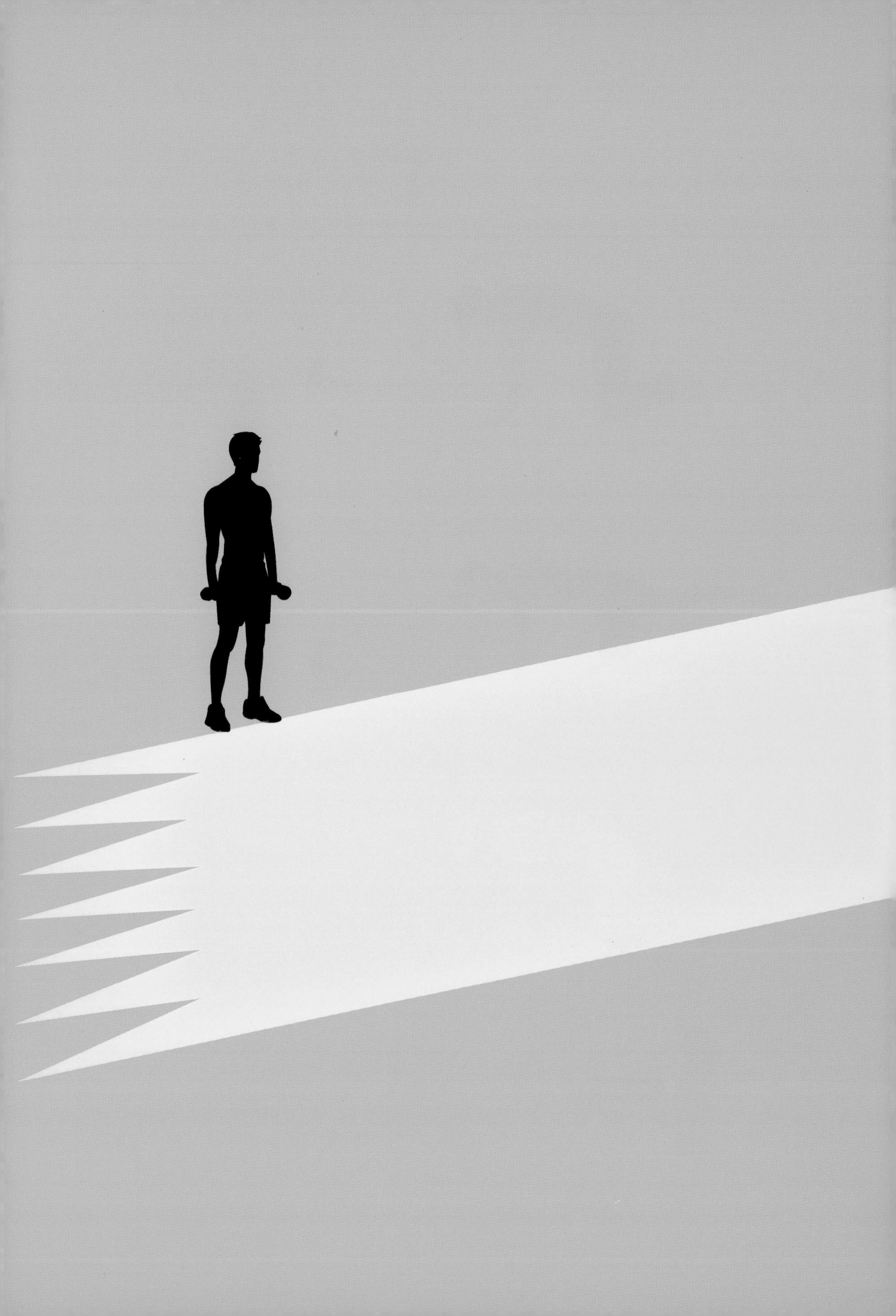

3장

수험생 케이스별 ‘마사지 + 스트레칭 + 강화운동’

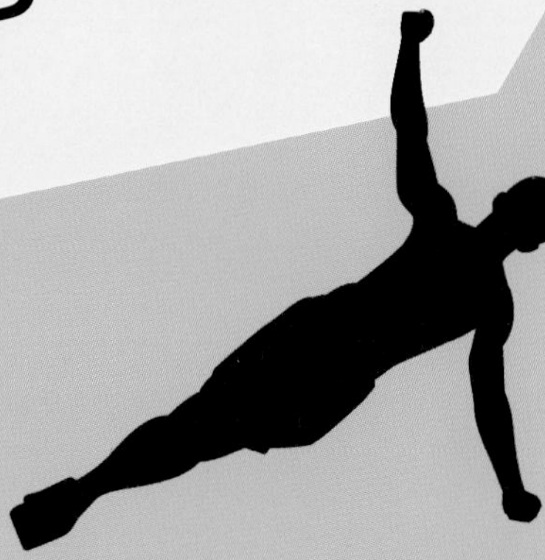

1

목이 앞으로 나왔어요

수험생들은 많은 시간 동안 목을 거북이처럼 앞으로 나온 자세를 유지하고 있다. 이러한 자세는 목 뒤의 근육과 어깨 위쪽에 있는 근육을 뭉치게 만든다. 뭉친 근육을 이완해주면 미세혈류순환이 좋아지고 뇌 활동이 활발해져 성적이 향상될 수 있다. 뻐근함, 디스크를 예방하기 위해 다음 마사지와 스트레칭, 강화운동까지 꼭 따라 해보자.

마사지

승모근

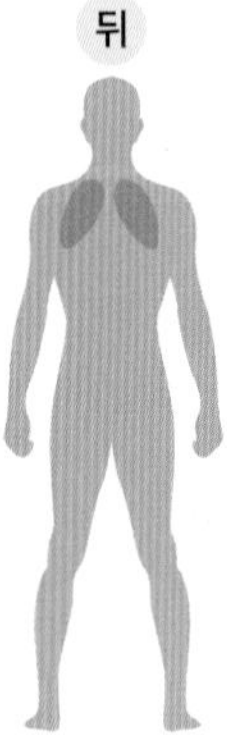

양쪽 각각 1분 30초 마사지

- 준비물 : 마사지볼, 의자

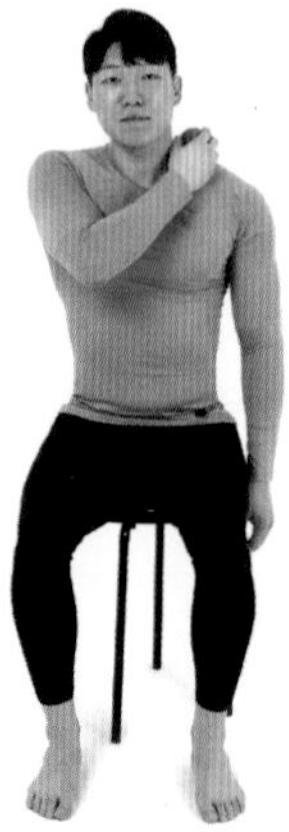

1 의자에 앉아 마사지볼을 잡은 손의 반대쪽 어깨를 마사지볼로 누른다.

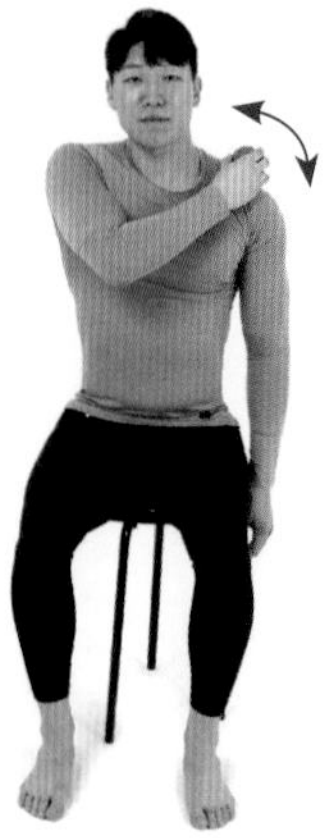

2 마사지볼을 목에서 어깨 쪽으로 1분 30초간 누르면서 굴린다.

TIP

- 전체적으로 풀다가 더 통증이 있는 부위를 위주로 풀어준다.
- 한쪽의 마사지가 끝나면 반대쪽도 같은 방법으로 반복한다.

스트레칭

승모근

양쪽 각각 5회 반복

• 준비물 : 의자

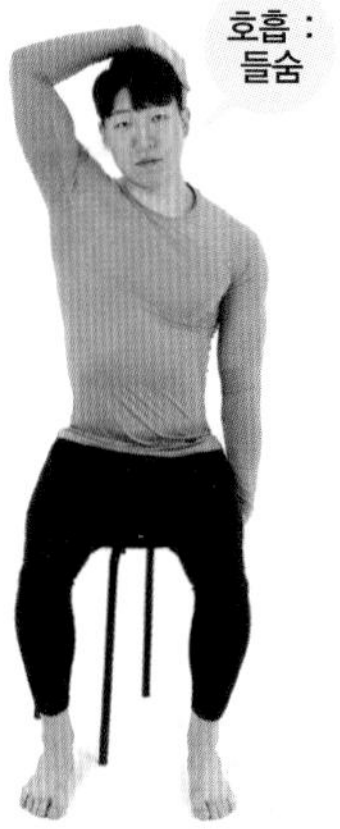

1 의자에 앉아
한쪽 손은 의자 밑부분을 잡고
반대쪽 손은 머리 옆쪽을 잡는다.

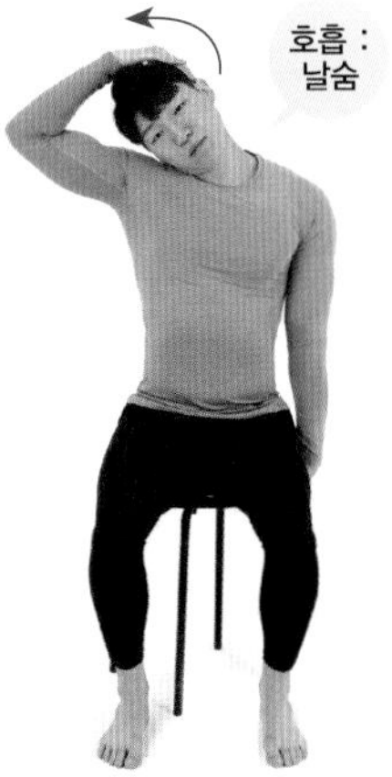

2 머리를 잡은 손에 힘을 주어
옆으로 당겨 10초간 유지한다.
1~2를 반복한다.

TIP
한쪽의 스트레칭이 끝나면
반대쪽도 같은 방법으로 반복한다.

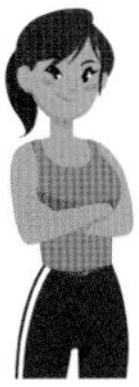

• 주의사항 •

• 스트레칭 하는 쪽 어깨가
올라가지 않도록 한다.

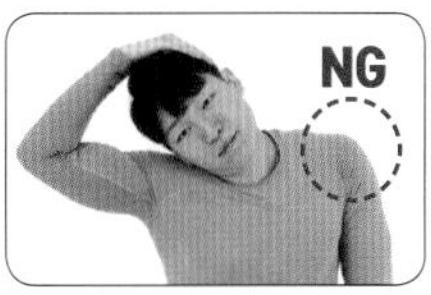

마사지

목늘림근 -1

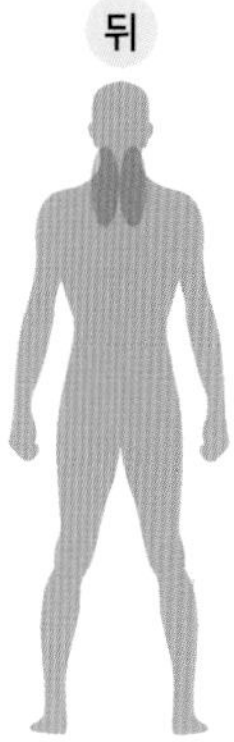

양쪽 각각 1분 30초 마사지
• 준비물 : 마사지볼, 의자

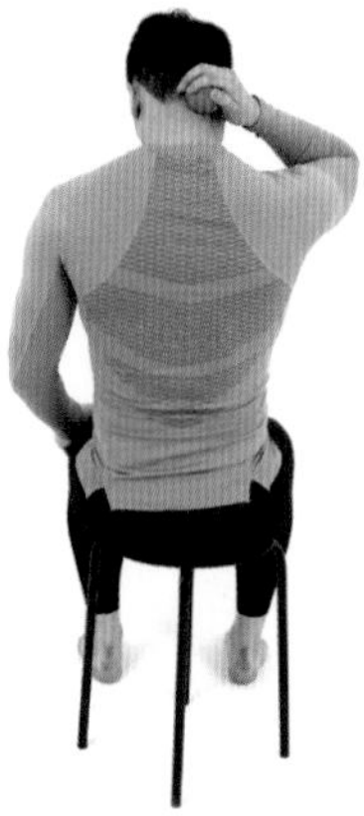

1 의자에 앉아서
목뼈 옆 부분에
마사지볼을 대고 누른다.

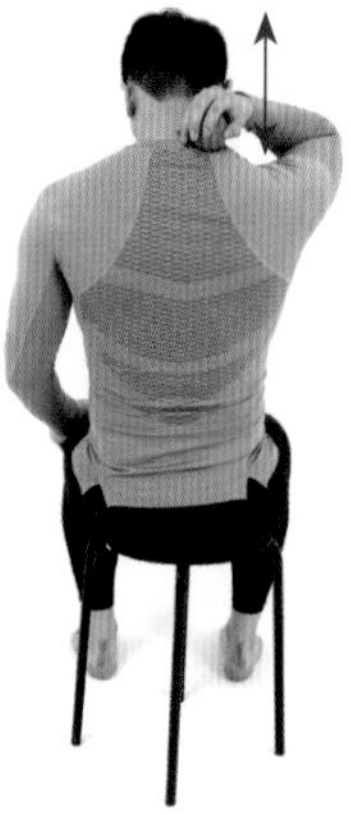

2 마사지볼을 누르면서
1분 30초간 위아래로 굴린다.

TIP
- 전체적으로 풀다가 더 통증이 있는 부위를 위주로 풀어준다.
- 한쪽의 마사지가 끝나면 반대쪽도 같은 방법으로 반복한다.

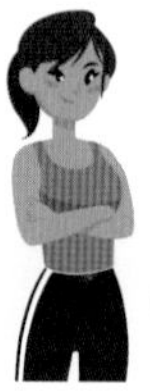

• 주의사항 •
• 척추를 누르지 않는다.

스트레칭

목늘림근 -1

5회 반복

• 준비물 : 의자

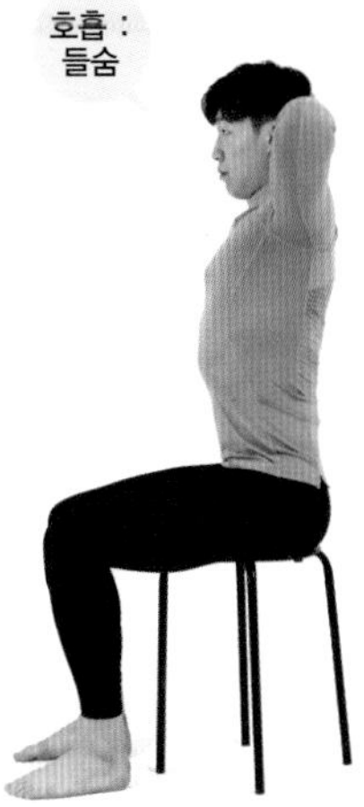

1 의자에 앉아 양손을 깍지 끼고 뒤통수에 댄다.

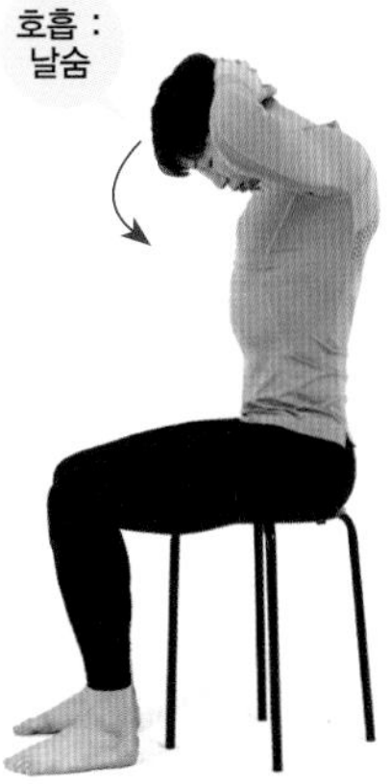

2 턱을 당긴 상태에서 양손으로 머리를 아래로 당겨 10초 유지한다.
1~2를 반복한다.

강화운동

긴장하며 서 있기

3회 반복

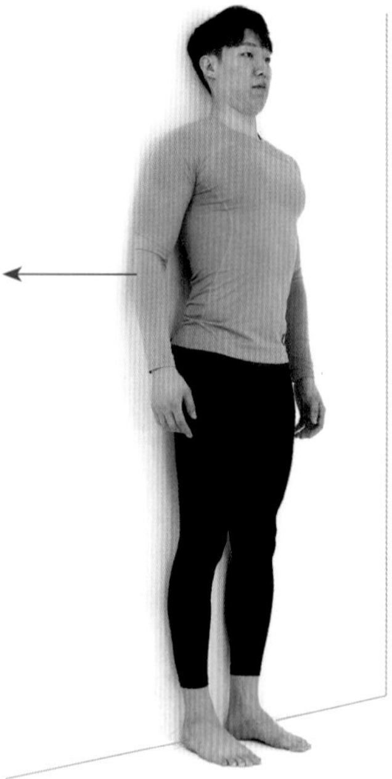

1 발뒤꿈치, 엉덩이, 등, 뒤통수를 벽에 붙이고 배꼽을 벽 쪽으로 당겨 긴장하며 선다. 이를 2분간 유지한다.

TIP 턱을 당긴 상태에서 실시한다.

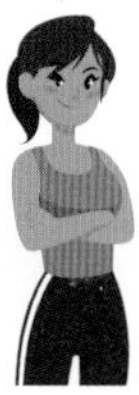

주의사항

- 어깨가 올라가지 않도록 한다.

강화운동

수건 턱 당기기

12번씩 3회 반복
• 준비물 : 수건, 의자

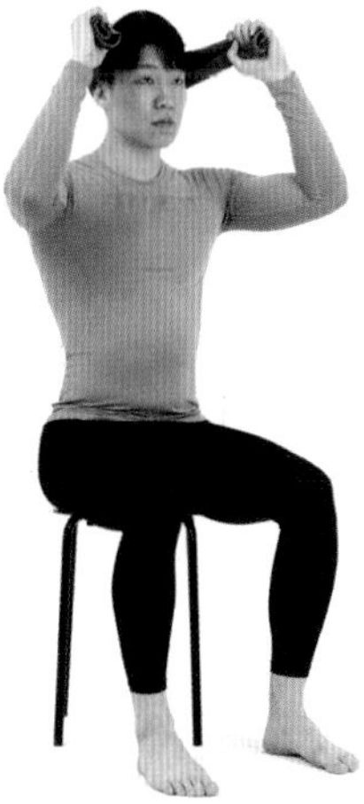

1 의자에 앉아
수건의 양쪽 끝을 잡고
수건의 가운데 부분을 뒤통수에 댄다.

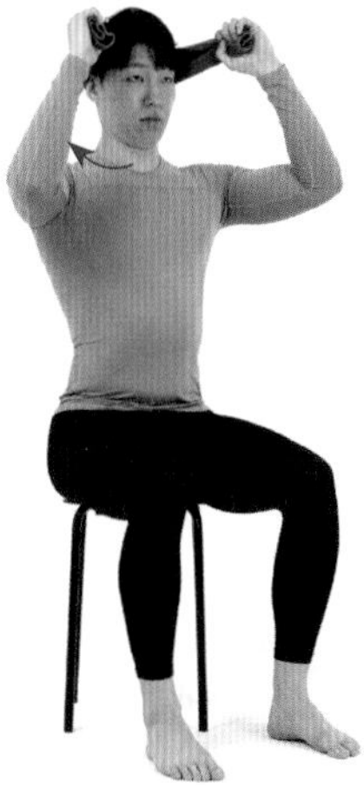

2 턱을 뒤통수에 있는 수건 쪽으로 당기고
3초 정도 유지한다.
1~2를 반복한다.

TIP
정수리는 위로 당기고
턱은 몸 뒤쪽으로 당긴다는 느낌으로
실시한다.

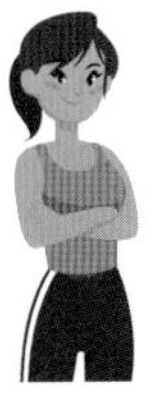

주의사항
• 수건을 너무 강하게 당기지 않는다.

2

어깨가 앞으로 굽었어요

만약 거북목이라면 어깨가 앞으로 나와 있는 라운드숄더일 확률이 높다. 턱을 내밀고 손을 책상에 올려놓은 채 장시간 공부를 하다 보면 등이 뒤로 튀어나오고 가슴은 안쪽으로 말리게 된다. 이 상태가 오래 지속되면 거북목이 더 심해지고 가슴 근육이 원래 길이보다 짧아져 팔이 앞으로 굽은 것처럼 보이게 된다. 이를 방지하기 위해 다음 마사지와 스트레칭, 강화운동까지 꼭 따라 해보자.

앞

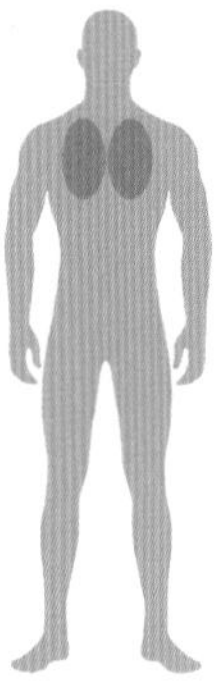

마사지

대흉근

양쪽 각각 1분 30초 마사지
• 준비물 : 마사지볼, 의자

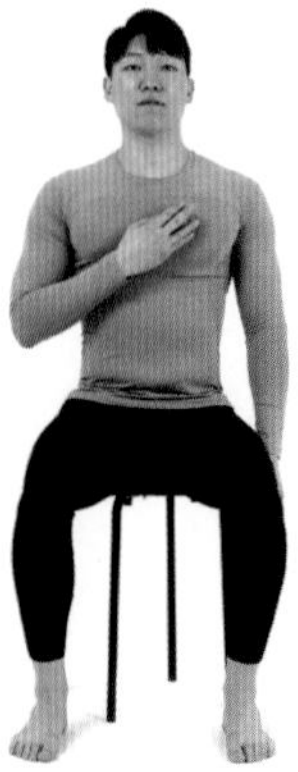

1 의자에 앉아 마사지볼을 잡은 손의 반대쪽 가슴 중앙 부분에 마사지볼을 댄다.

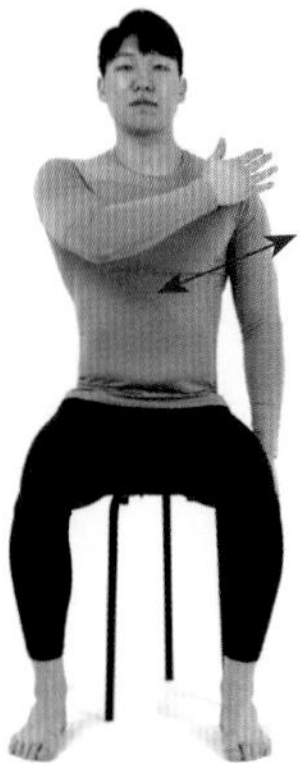

2 어깨 쪽으로 마사지볼을 1분 30초간 누르면서 굴린다.

TIP
• 전체적으로 풀다가 더 통증이 있는 부위를 위주로 풀어준다.
• 한쪽의 마사지가 끝나면 반대쪽도 같은 방법으로 반복한다.

스트레칭

대흉근

양쪽 각각 5회 반복

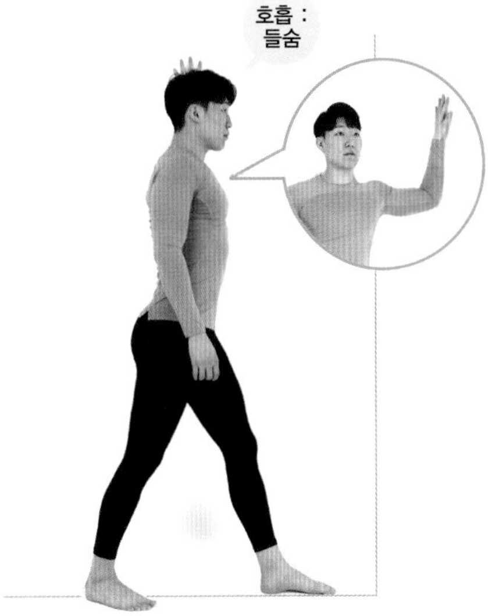

1 한쪽 팔을 90도로 접어 벽에 댄 뒤 같은 쪽 발을 한 걸음 앞으로 뻗는다.

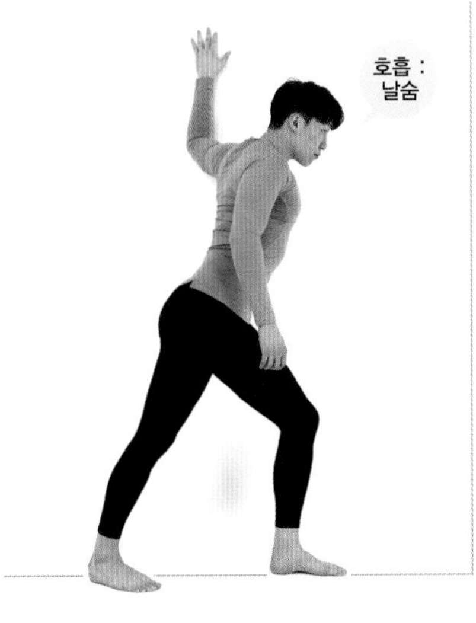

2 뒤쪽 발바닥으로 바닥을 밀면서 상체를 앞으로 내밀고 10초간 유지한다. 1~2를 반복한다.

TIP

- 가슴이 벽에 댄 팔의 팔꿈치보다 앞으로 쭉 나와야 한다.
- 한쪽의 스트레칭이 끝나면 반대쪽도 같은 방법으로 반복한다.

마사지

전면 삼각근

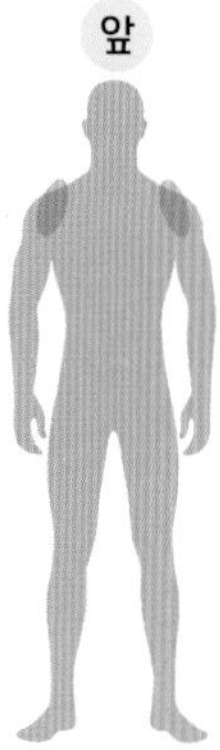

양쪽 각각 1분 30초 마사지
∙준비물 : 마사지볼, 의자

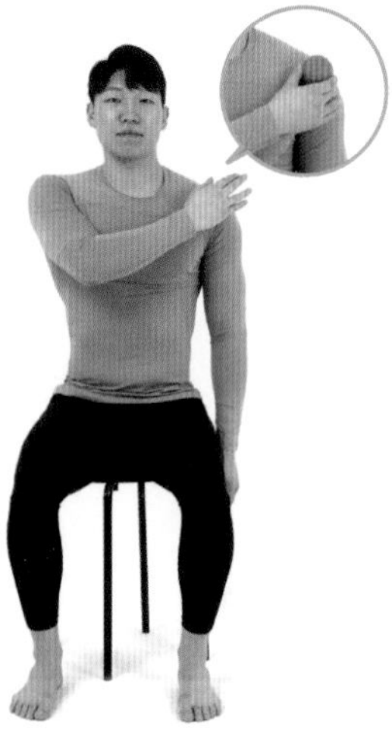

1 의자에 앉아 마사지볼을 잡은 손의 반대쪽 어깨 앞쪽에 마사지볼을 댄다.

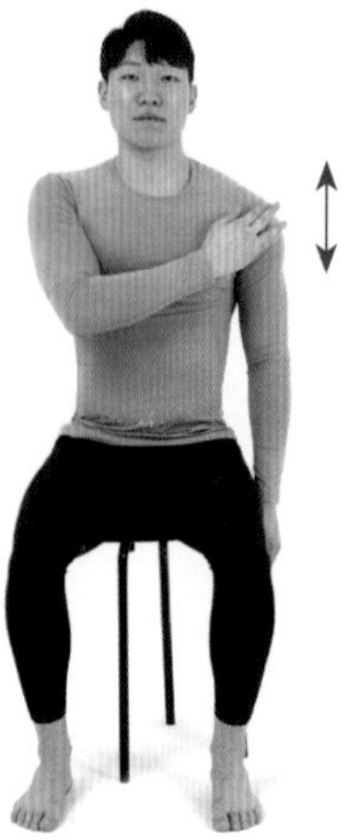

2 마사지볼을 1분 30초간 누르면서 위아래로 굴린다.

TIP

- 마사지볼은 가볍게 굴린다.
- 한쪽의 마사지가 끝나면 반대쪽도 같은 방법으로 반복한다.

스트레칭

전면 삼각근

5회 반복
• 준비물 : 수건, 의자

호흡 : 들숨

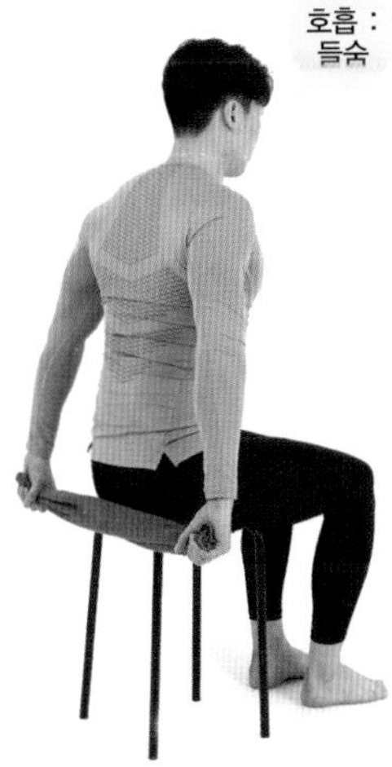

1 의자에 앉아 몸 뒤쪽에서 수건의 양쪽 끝을 잡는다.

호흡 : 날숨

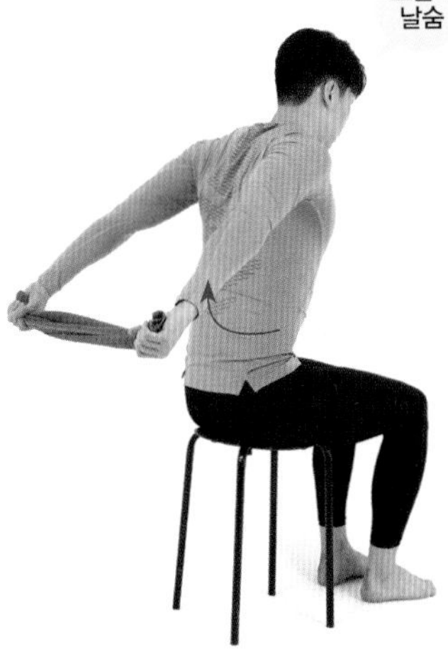

2 턱을 당기면서 팔을 위로 들어 10초간 유지한다.
1~2를 반복한다.

TIP 허리를 세운 상태에서 실시한다.

강화운동

W레이즈

20번씩 3회 반복

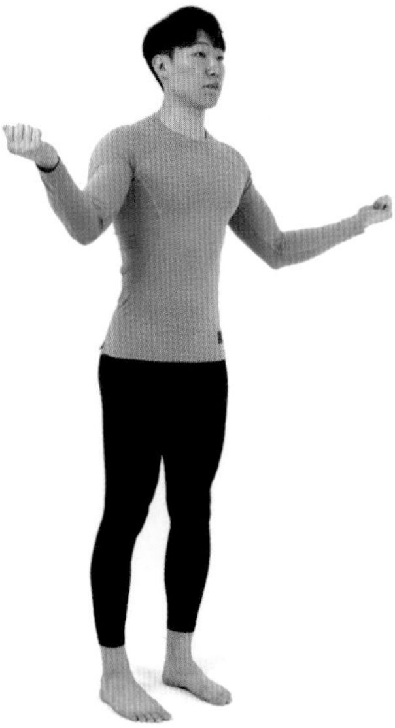

1 서서 배에 힘을 준 뒤 양팔을 W자로 만든다.

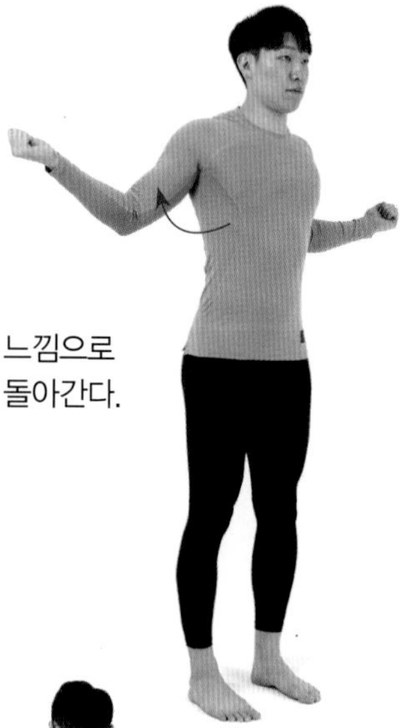

2 가슴을 앞으로 내민다는 느낌으로 팔을 뒤로 모았다가 1로 돌아간다. 1~2를 반복한다.

TIP

- 팔을 뒤로 모았을 때 등 가운데에 자극이 오도록 한다.

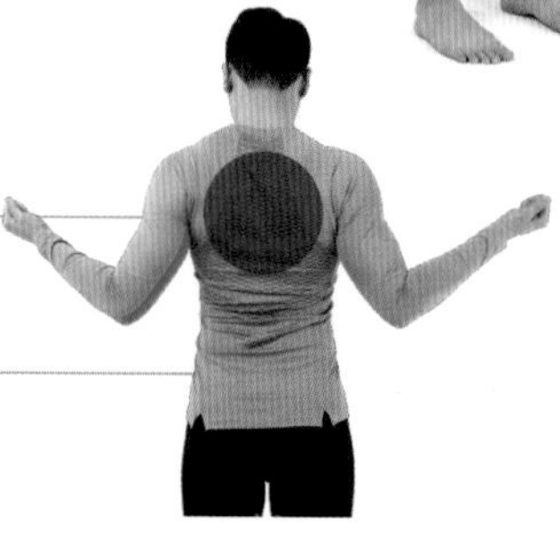

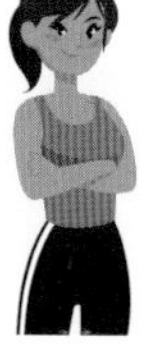

주의사항

- 어깨가 올라가지 않도록 한다.
- 운동을 하는 동안 계속해서 배에 힘을 준다.

강화운동

슈퍼맨 랫풀다운

12번씩 3회 반복

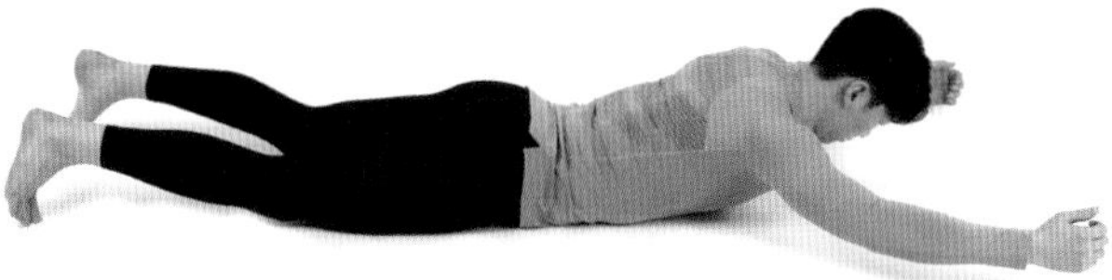

1 엎드려서 턱을 당기고
팔을 위로 뻗는다.

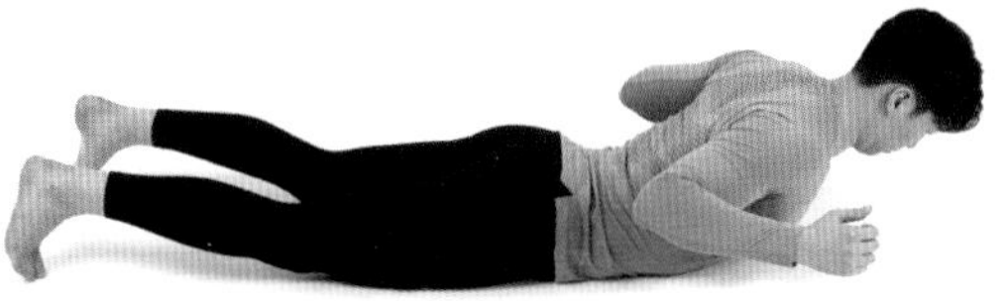

2 양팔의 팔꿈치를 등 쪽으로 당겼다가
1로 돌아간다.
1~2를 반복한다.

TIP
- 팔을 당겼을 때 등 가운데에 자극이 오도록 한다.
- 어깨뼈를 모아준다는 느낌으로 끝까지 당긴다.

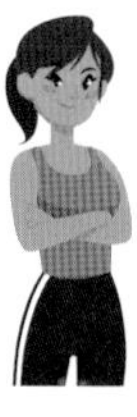

주의사항
- 상체를 너무 들지 않는다.
- 어깨가 위로 올라가지 않도록 한다.

3

허리가 아파요

구부정한 자세도 좋지 않지만 허리를 쭉 펴고 앉는 것도 좋지 않다. 코어 근육이나 복부 근육을 사용하지 않고 허리 근육만 사용하기 때문이다. 쉽게 말해 2명이 할 일을 혼자서 하는 것이다. 그러다 보니 허리 근육은 피로해지고 지치게 된다. 나중에는 허리 통증으로 이어져 집중력을 떨어뜨릴 수 있다. 오랜 시간 공부할 수 있는 자세를 만들기 위해 다음 마사지와 스트레칭, 강화운동까지 꼭 따라 해보자.

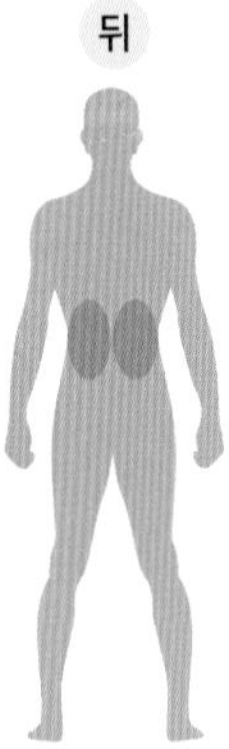

마사지

요방형근

양쪽 각각 1분 30초 마사지

· 준비물 : 마사지볼

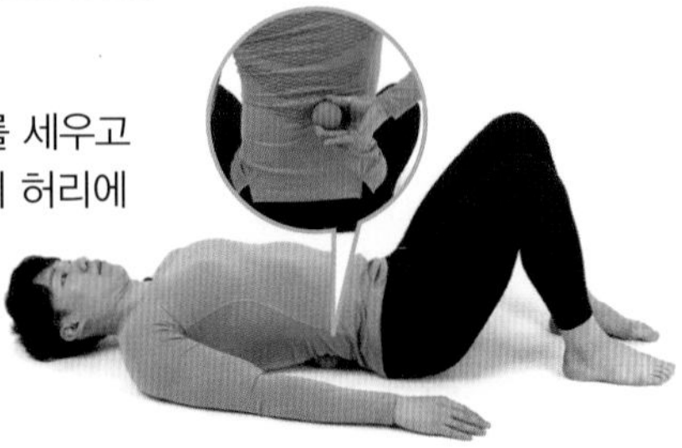

1 누워서 양쪽 다리를 세우고 갈비뼈와 골반 사이 허리에 마사지볼을 댄다.

2 마사지볼을 댄 쪽 다리를 1분 30초간 올렸다 내렸다를 반복한다.

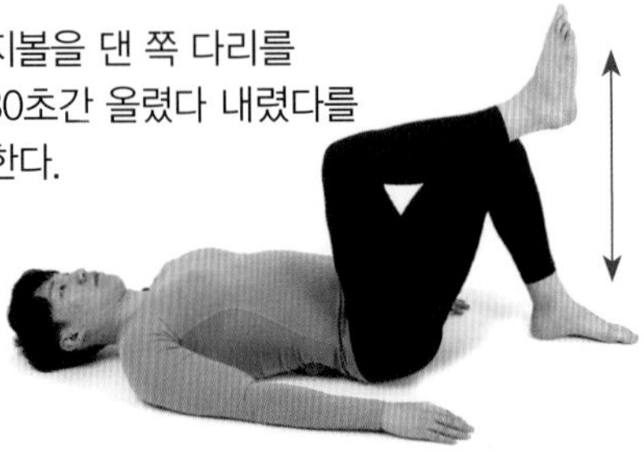

TIP 한쪽의 마사지가 끝나면 반대쪽도 같은 방법으로 반복한다.

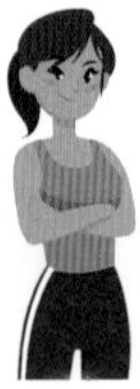

· 주의사항 · · 아프지만 참을 수 있는 강도로 근육을 풀되, 너무 강하게 풀지 않는다.

스트레칭

요방형근

양쪽 각각 5회 반복

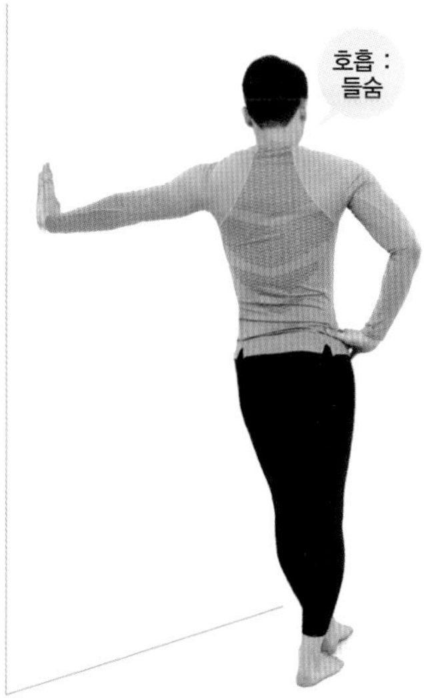

1 한쪽 팔로 벽을 짚고
같은 쪽 다리를
다른 쪽 발끝 앞에 놓는다.

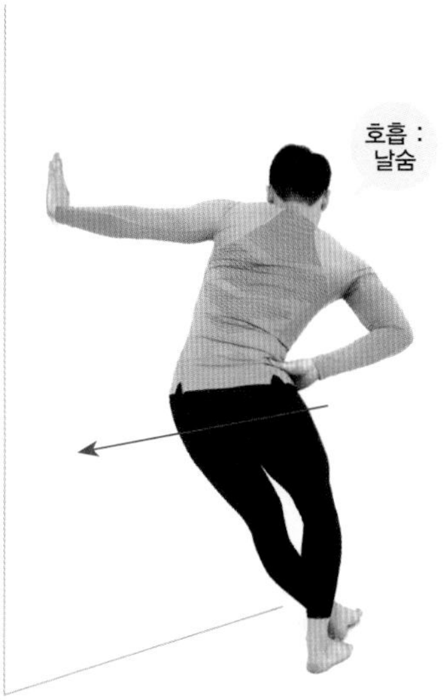

2 골반을 대각선 뒤 벽 쪽으로
깊숙이 넣어 10초간 유지한다.
1~2를 반복한다.

TIP 한쪽의 스트레칭이 끝나면
반대쪽도 같은 방법으로 반복한다.

마사지

척추기립근 -1

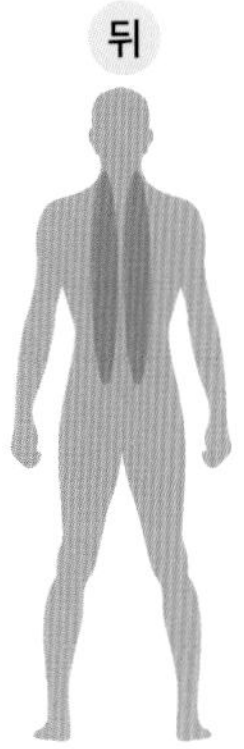

양쪽 각각 1분 30초 마사지

• 준비물 : 마사지볼

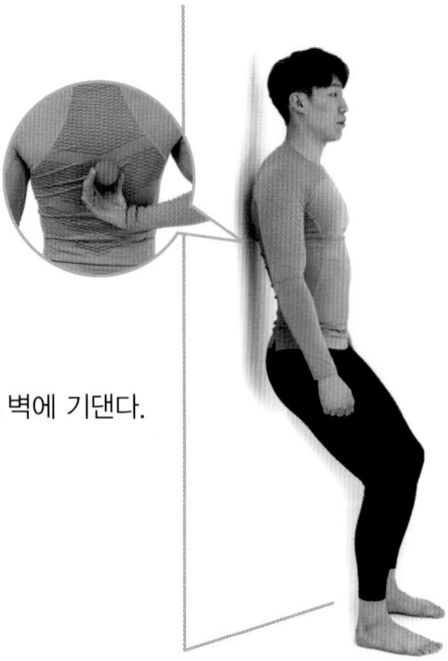

1 벽을 등지고 서서
발을 반 걸음 앞으로 내밀고
척추 옆 부분에 마사지볼을 대고 벽에 기댄다.

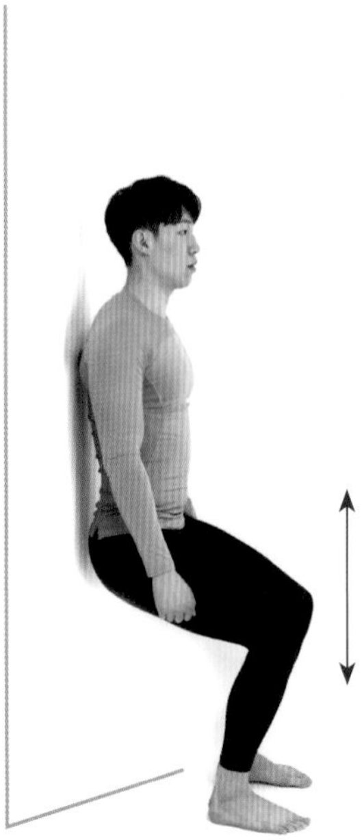

2 무릎을 구부려
위아래로 이동하면서
1분 30초간 마사지볼을 누른다.

TIP

• 전체적으로 풀다가 더 통증이 있는 부위를 위주로 풀어준다.

• 한쪽의 마사지가 끝나면 반대쪽도 같은 방법으로 반복한다.

스트레칭

척추기립근 -1

5회 반복

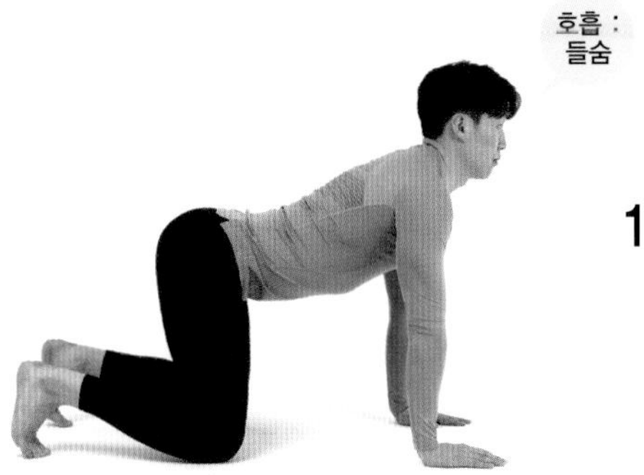

1 팔과 허벅지를 지면과 수직으로 하여
엎드린 상태에서 고개를 들고
허리는 바닥 쪽으로 당긴다.

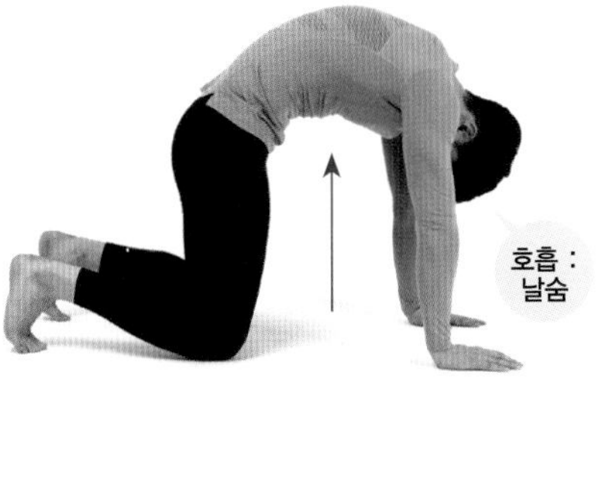

2 턱을 당기면서 고개를 숙이고
허리를 하늘 쪽으로 밀어 10초 유지한다.
1~2를 반복한다.

강화운동

무릎 밀기

5회 반복

1 누워서 양쪽 무릎을 수직으로 세우고 양팔을 허벅지 앞쪽에 고정시킨다.

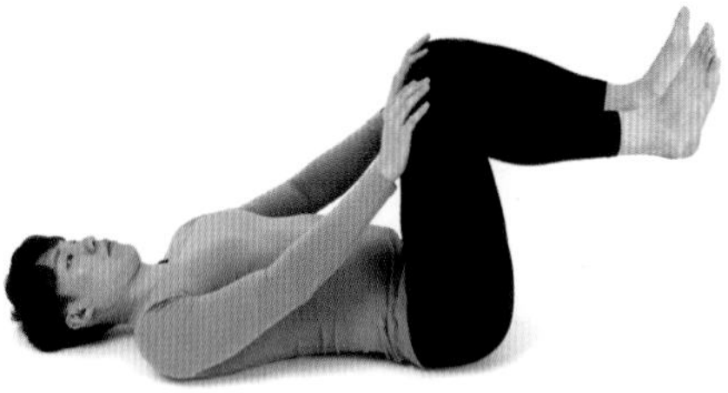

2 양쪽 무릎은 가슴 쪽으로 당기기 위해 힘을 주고 팔은 반대쪽으로 힘을 주어 쫙 펴면서 30초간 버틴다.

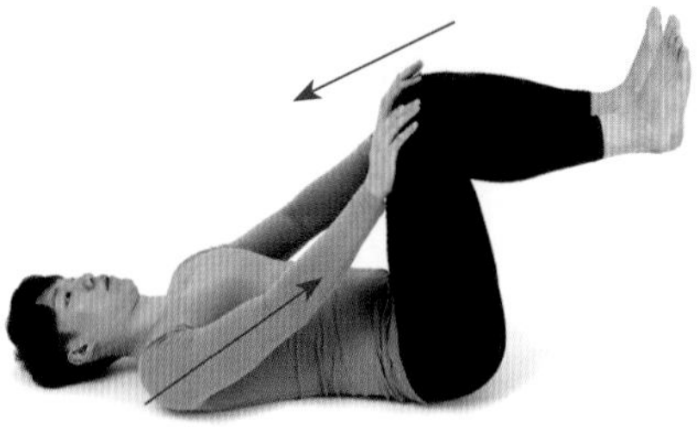

TIP

- 배에 긴장감이 유지되어야 한다.
- 숨을 강하게 내쉰다.
- 허리를 완전히 바닥에 붙이고 실시한다.

주의사항

- 허리에 힘이 많이 들어갈 때에는 무릎을 좀 더 가슴 가까이에서 당긴다.

강화운동

니플랭크

3회 반복

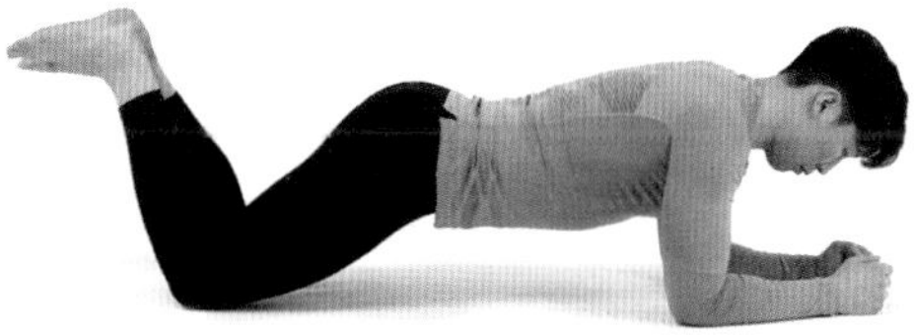

1 무릎을 바닥에 대고 발은 든 채
팔꿈치가 지면과 수직이 되도록 엎드린다.

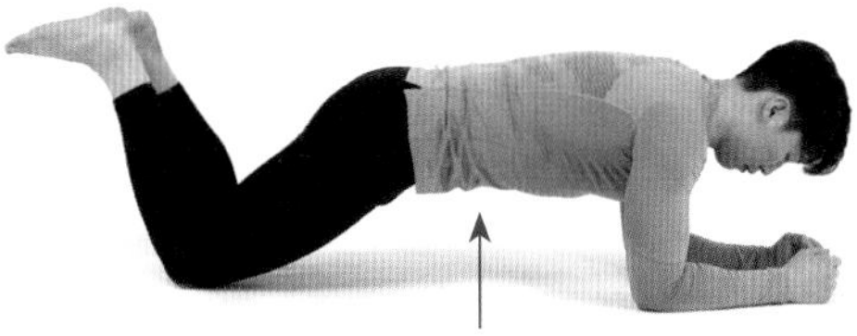

2 숨을 강하게 내쉬면서
배를 허리 쪽으로 당겨 20초간 유지한다.
1~2를 반복한다.

TIP

- 배에 긴장감이 계속해서 유지되어야 한다.
- 허리는 둥글게 한다.

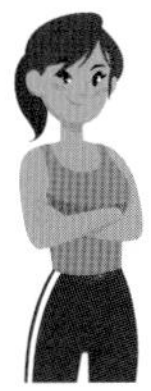

주의사항

- 허리가 꺾이지 않도록 한다.

4

목이 뻐근해요

학교나 학원에 가면 각자의 자리에 앉아서 칠판을 보며 한쪽으로만 고개를 돌리게 된다. 이때 한쪽 목의 긴장감이 높아져 공부할 때 집중력이 저하되고, 한쪽 목 근육의 피로도가 증가할 수 있다. 목의 뻐근함을 해소하기 위해 다음 마사지와 스트레칭, 강화운동까지 꼭 따라 해보자.

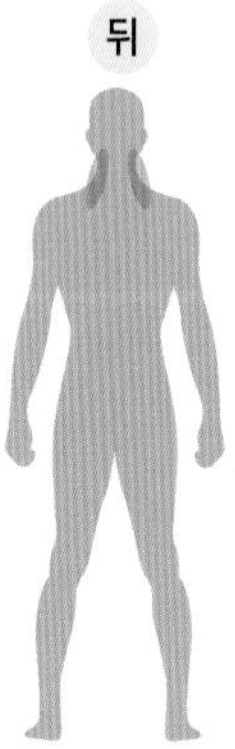

마사지

견갑거근

양쪽 각각 1분 30초 마사지

• 준비물 : 마사지볼

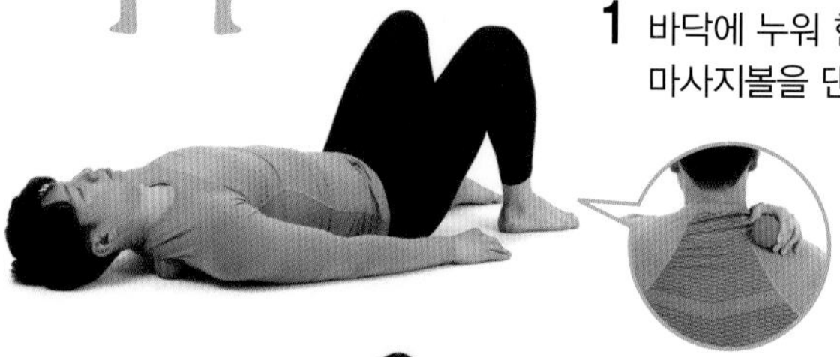

1 바닥에 누워 한쪽 목과 어깨뼈 중간 부분에 마사지볼을 댄다.

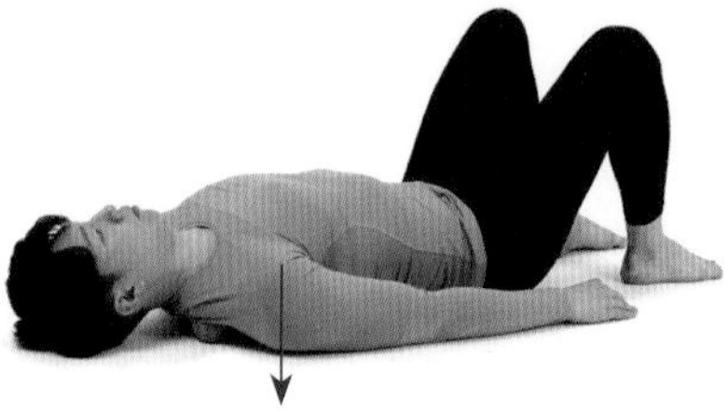

2 체중을 이용하여 마사지볼을 1분 30초간 누른다.

TIP
• 턱을 당긴 상태에서 마사지한다.
• 한쪽의 마사지가 끝나면 반대쪽도 같은 방법으로 반복한다.

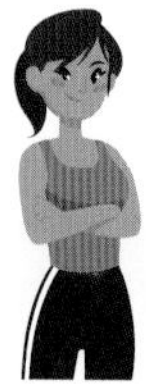

• 주의사항 •
• 뼈를 누르지 않는다.

스트레칭

견갑거근

양쪽 각각 5회 반복
• 준비물 : 의자

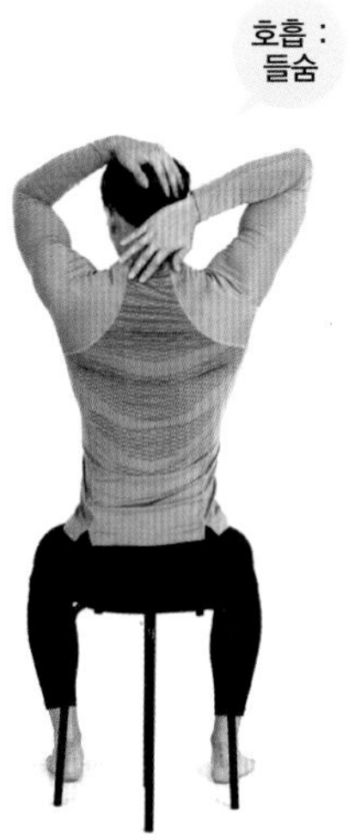

1 의자에 앉아 한쪽 손으로 뒤통수를 잡고 같은 방향으로 고개를 45도 돌린다. 반대쪽 팔을 들어 팔꿈치를 접는다.

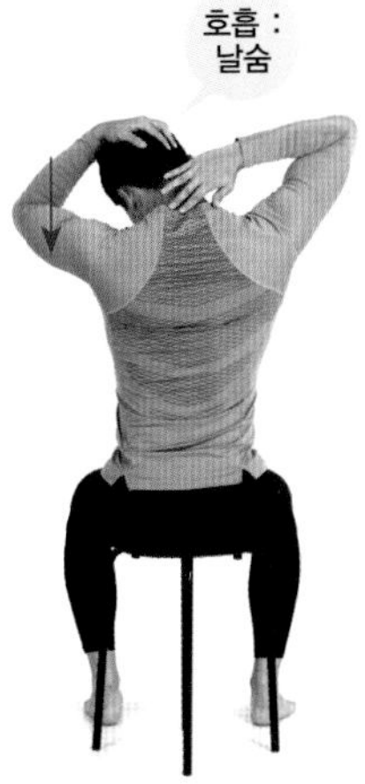

2 뒤통수를 잡은 손으로 머리를 아래로 당겨 10초간 유지한다. 1~2를 반복한다.

TIP

- 턱을 당긴 상태에서 스트레칭한다.
- 한쪽의 스트레칭이 끝나면 반대쪽도 같은 방법으로 반복한다.

마사지

목늘림근 - 2

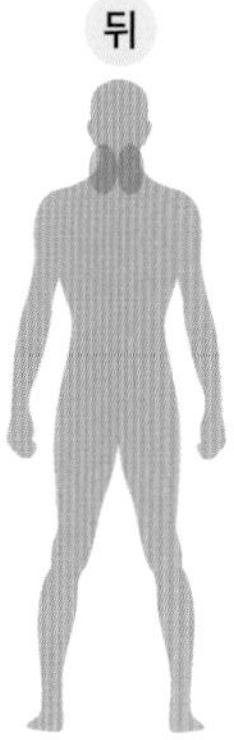

양쪽 각각 1분 30초 마사지

•준비물 : 마사지볼

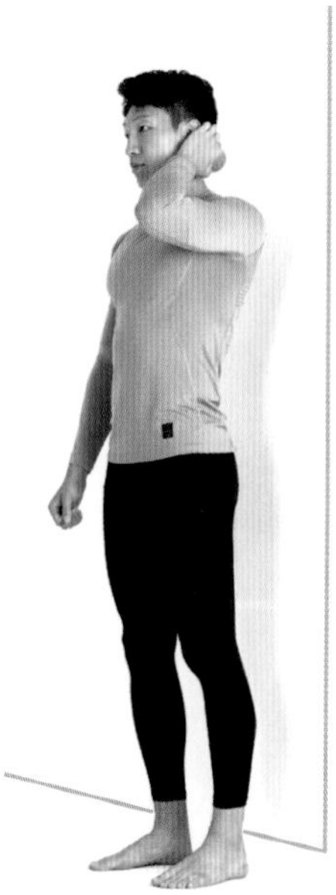

1 벽을 등지고 선다.
마사지볼을 목에 대고
반 걸음 앞으로 나온다.

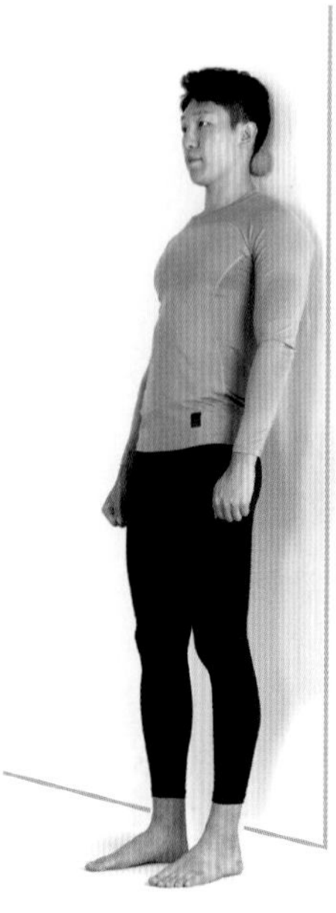

2 몸을 벽 쪽으로 기대
1분 30초간 목 부분을 눌러준다.

TIP
한쪽의 마사지가 끝나면
반대쪽도 같은 방법으로 반복한다.

스트레칭

목늘림근 - 2

5회 반복
•준비물 : 의자

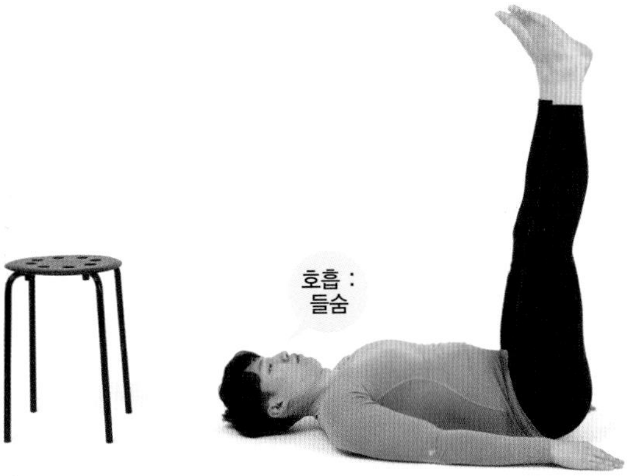

1 머리 위에 의자를 두고 바닥에 누워서 다리를 90도로 올린다.

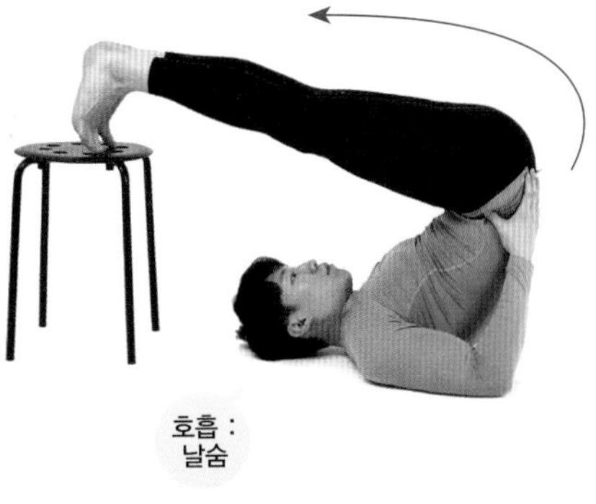

2 다리를 머리 뒤로 넘겨 발끝이 의자 위에 닿도록 하고 양손으로 허리를 받쳐 10초간 유지한다. 1~2를 반복한다.

TIP 턱을 당긴 상태에서 스트레칭한다.

강화운동

고개 당기고 밀기

양쪽 각각 3회 반복
• 준비물 : 의자

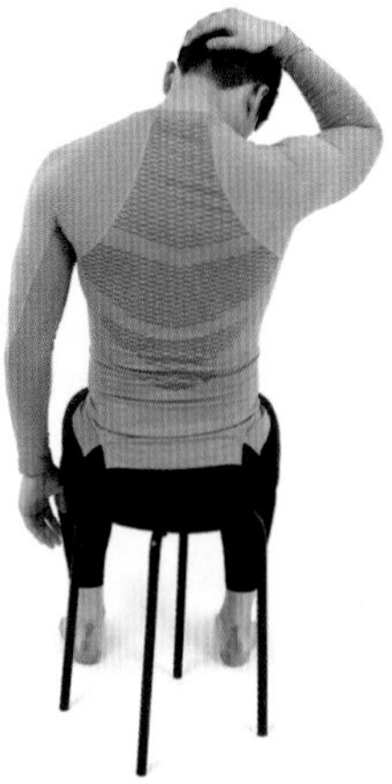

1 의자에 앉아 목이 뻐근한 쪽의 반대쪽으로 고개를 숙인 뒤 손으로 힘을 주어 누른다.

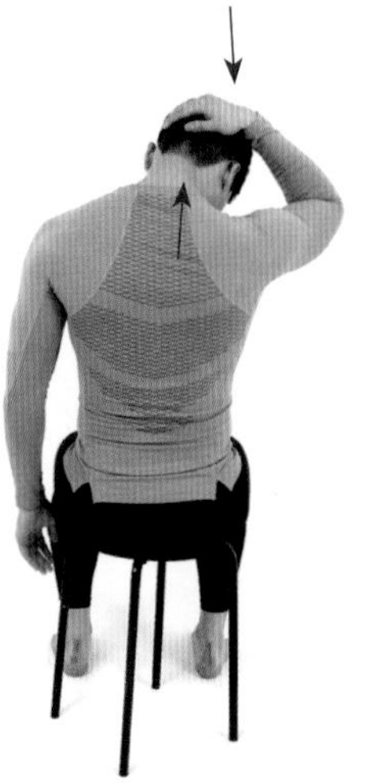

2 손으로 누르는 것과 반대 방향으로 밀듯이 목에 힘을 주어 20초간 버틴다. 1~2를 반복한다.

TIP

- 허리를 꼿꼿이 편다.
- 턱을 당긴 상태를 유지한다.
- 한쪽의 운동이 끝나면 반대쪽도 같은 방법으로 반복한다.

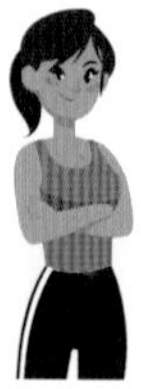

• 주의사항 • • 어깨가 올라가지 않도록 한다.

강화운동

고개 회전

양쪽 각각 10회 반복
•준비물 : 의자

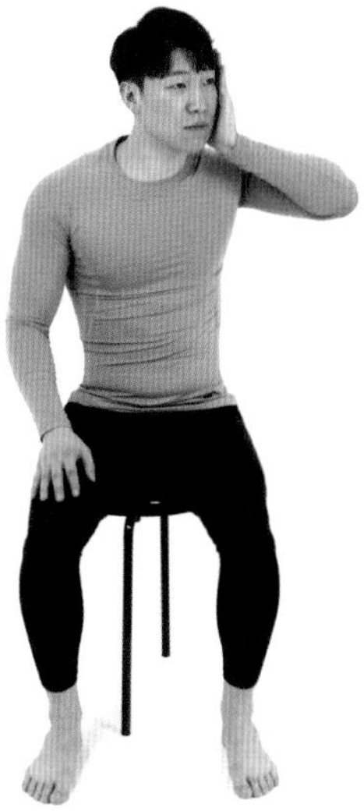

1 의자에 앉아 목이 뻐근한 쪽으로 고개를 45도 돌리고 같은 쪽 손을 얼굴에 댄다.

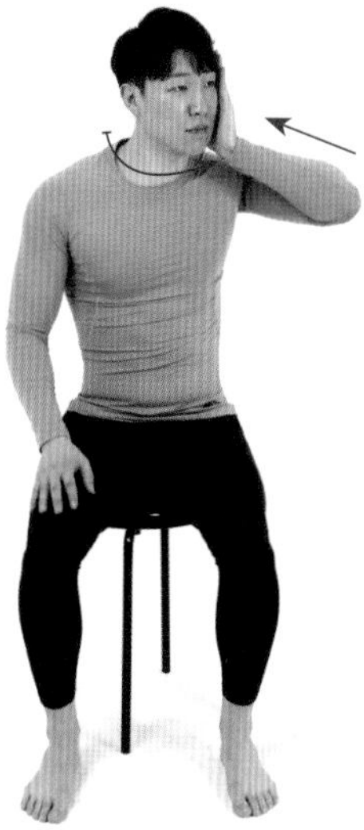

2 손으로 얼굴을 고정시킨 상태에서 손을 댄 방향으로 고개에 힘을 주어 5초간 버틴다. **1~2**를 반복한다.

TIP
- 고개를 일정한 힘으로 계속해서 밀어준다.
- 한쪽의 운동이 끝나면 반대쪽도 같은 방법으로 반복한다.

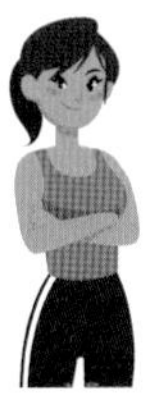

주의사항
- 고개가 돌아가지 않도록 손으로 막아준다.

5

두통이 심해요

몸에 이상은 없지만, 만성 두통이 계속되는 경우가 있다. 이는 목 주변 근육이 뭉침에 따라 신경이 눌려 통증이 생기는 것일 경우가 많다. 이런 증상은 거북목을 가진 사람에게 나타날 확률이 높다. 두통을 방지하기 위해서 목 주변 근육들을 최소 2주 정도 꾸준히 풀어줘야 한다. 다음 마사지와 스트레칭, 강화운동까지 꼭 따라 해보자.

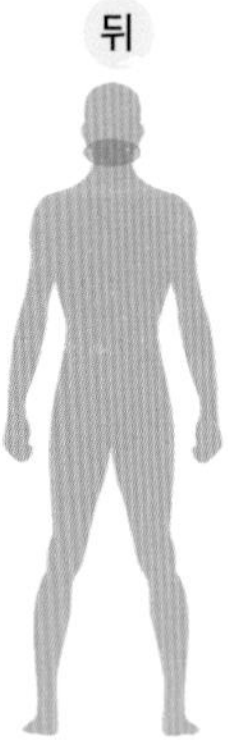

마사지

후두하근

양쪽 각각 1분 30초 마사지
◦준비물 : 마사지볼 , 의자

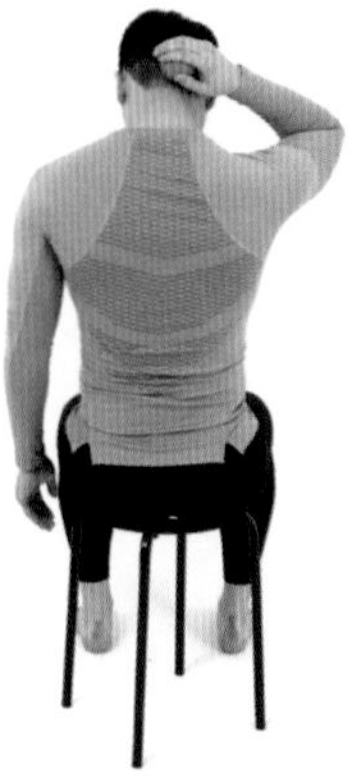

1 의자에 앉아 고개를 숙여 머리뼈와 목뼈 사이 부분에 마사지볼을 댄다.

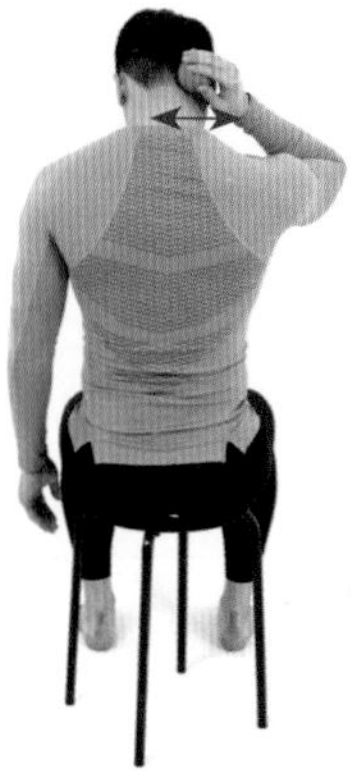

2 마사지볼을 누르면서 1분 30초간 좌우로 굴린다.

TIP
- 전체적으로 풀다가 더 통증이 있는 부위를 위주로 풀어준다.
- 한쪽의 마사지가 끝나면 반대쪽도 같은 방법으로 반복한다.

스트레칭

후두하근

5회 반복
•준비물 : 수건

1 바닥에 수건을 놓고
무릎을 꿇고 앉아 양손을 바닥에 대고
턱을 당겨 등을 둥글게 만다.

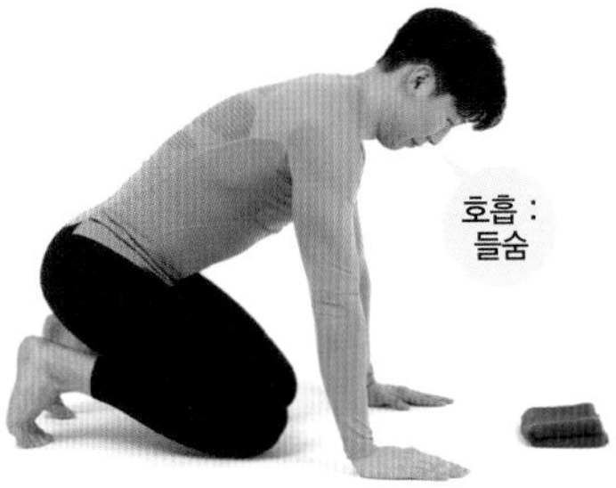

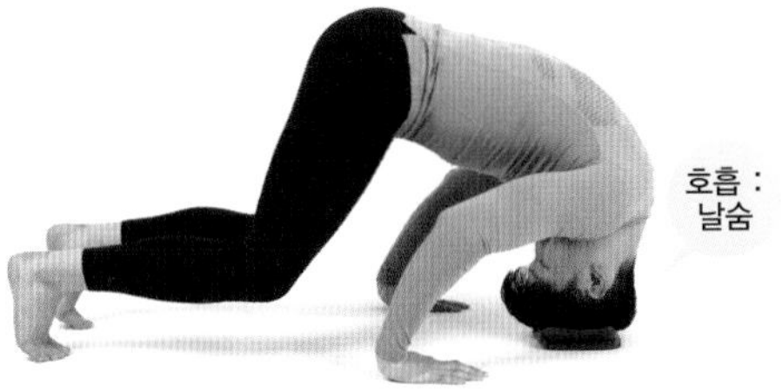

2 정수리를 수건에 대고
엉덩이를 든다.
몸을 살짝 앞으로 밀어
목 뒷부분을 10초간 늘려준다.
1~2를 반복한다.

TIP 자세를 유지하기 힘들다면
잠깐 자세를 풀었다가 다시 같은 자세를 한다.

마사지

흉쇄유돌근

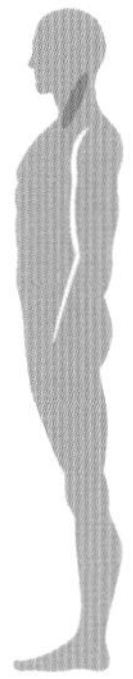

양쪽 각각 1분 30초 마사지
• 준비물 : 마사지볼, 의자

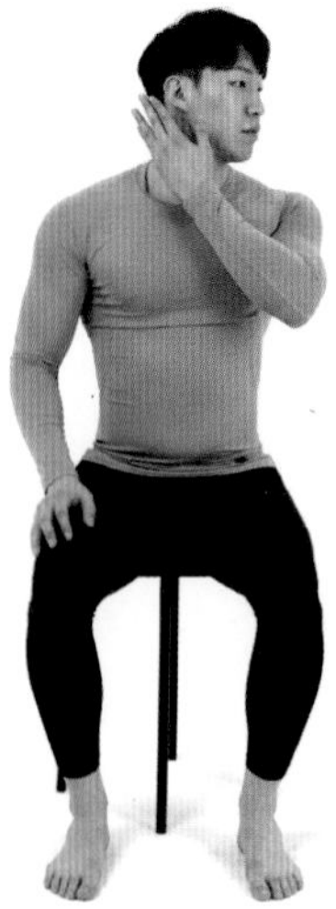

1 의자에 앉아 한쪽으로 고개를 돌리고 귀밑에서 쇄골로 이어지는 부분에 마사지볼을 댄다.

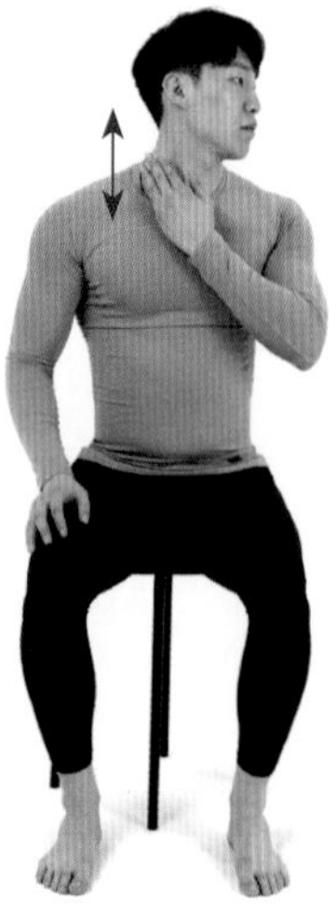

2 마사지볼을 누르면서 1분 30초간 위아래로 굴린다.

TIP 한쪽의 마사지가 끝나면 반대쪽도 같은 방법으로 반복한다.

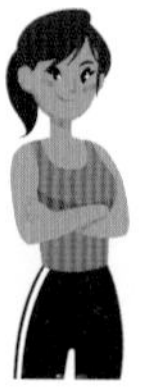

• 주의사항 •
• 너무 강하게 누르지 않는다.

스트레칭

흉쇄유돌근

양쪽 각각 5회 반복
•준비물 : 의자

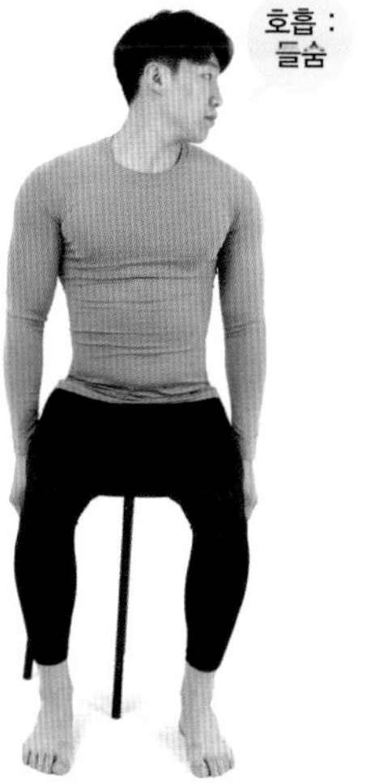

1 의자에 앉아 턱을 당긴 상태에서 고개를 한쪽으로 돌린다.

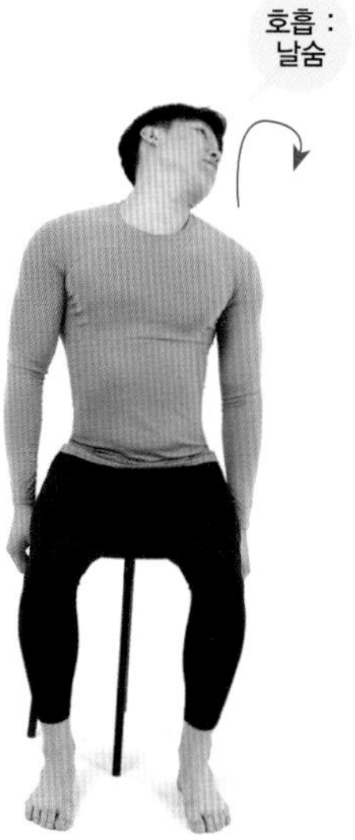

2 고개를 최대한 돌린 상태에서 뒤로 젖혀 10초간 유지한다. 1~2를 반복한다.

TIP 한쪽의 스트레칭이 끝나면 반대쪽도 같은 방법으로 반복한다.

강화운동

턱 당기며 누워 있기

3회 반복

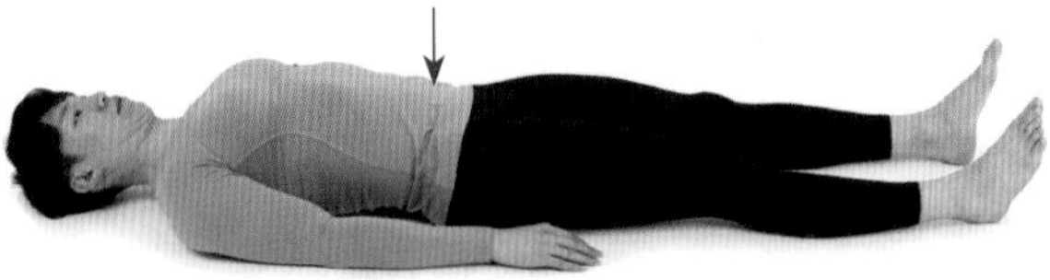

1 발뒤꿈치, 엉덩이, 등, 뒤통수를 바닥에 붙이고 배꼽을 바닥 쪽으로 당겨 힘을 주며 누워 있는다. 이를 2분간 유지한다.

TIP 턱을 당긴 상태를 유지한다.

주의사항

- 어깨가 올라가지 않도록 한다.

강화운동

누워서 고개 들기

12번씩 3회 반복

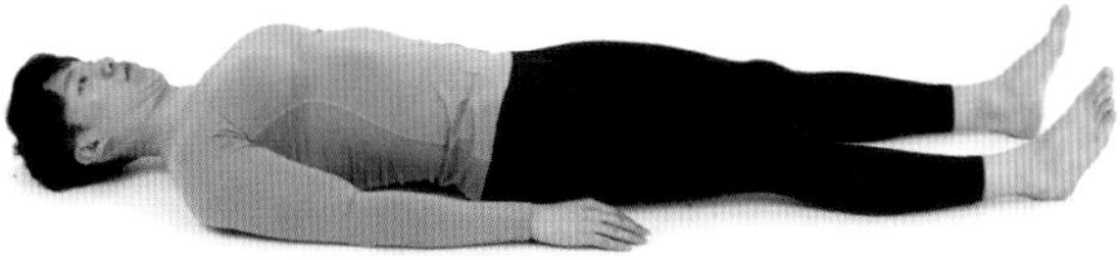

1 바닥에 누워 턱을 당긴다.

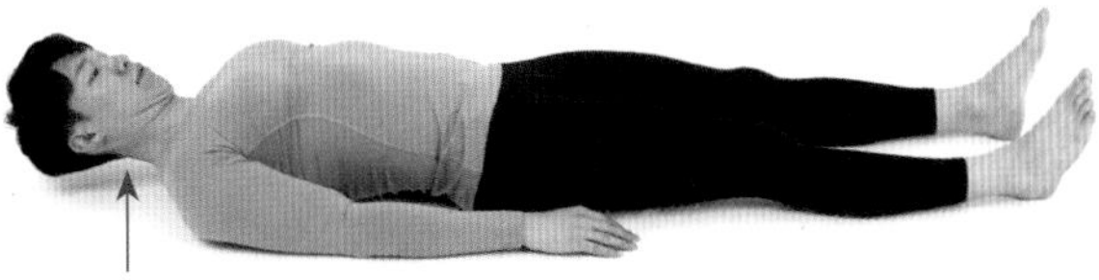

2 턱을 당긴 상태에서 뒤통수를 들었다가
버티면서 내려간다.
1~2를 반복한다.

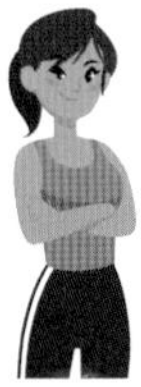

주의사항

- 머리는 지면에서 최대 3cm 정도만 든다.

6

다리에 쥐가 나요

다리가 저리지만 디스크가 아닌 경우, 이는 엉덩이 쪽에 있는 이상근이라는 근육이 좌골신경을 눌러 가짜 디스크 증상이 나타난 것이다. 또 오랜 시간 앉아 있어 심장에서 먼 하체 부분의 혈액순환이 안 되고 다리에 부종이 나타나 악순환이 반복된다. 다리 저림을 방지하려면 다음 마사지와 스트레칭, 강화운동까지 꼭 따라 해보자.

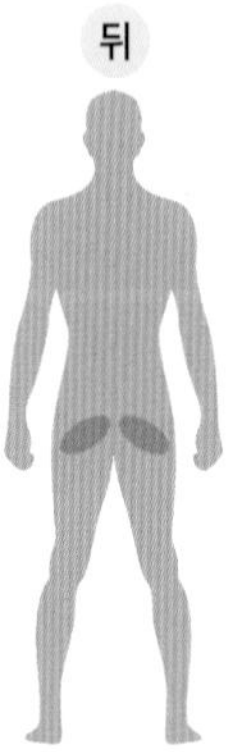

마사지

이상근

3분 마사지
・준비물 : 마사지볼

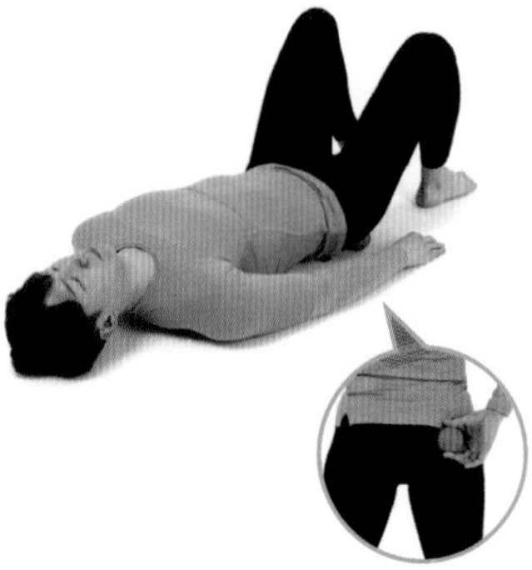

1 바닥에 누워 다리를 세우고 쥐가 나는 다리 쪽 엉덩이 중간 부분에 마사지볼을 댄다.

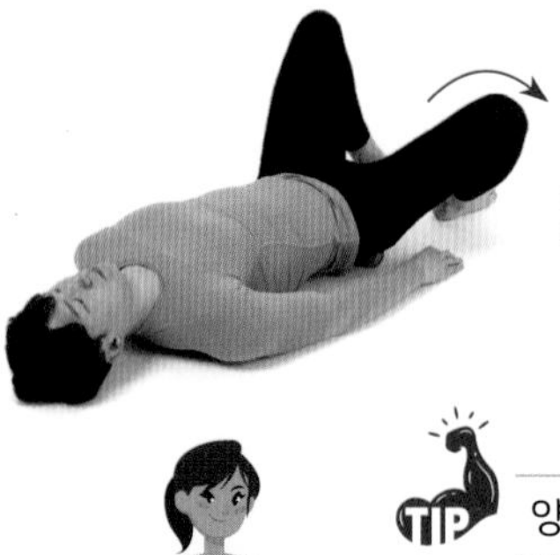

2 마사지볼을 댄 쪽 다리를 바깥으로 벌려 3분간 누른다.

TIP 양쪽 다리 모두에서 쥐가 나면 양쪽 모두 마사지한다.

• 주의사항 •

• 통증이 심할 경우 다리를 세운 상태에서 누르기만 한다.

스트레칭

이상근

5회 반복
• 준비물 : 의자

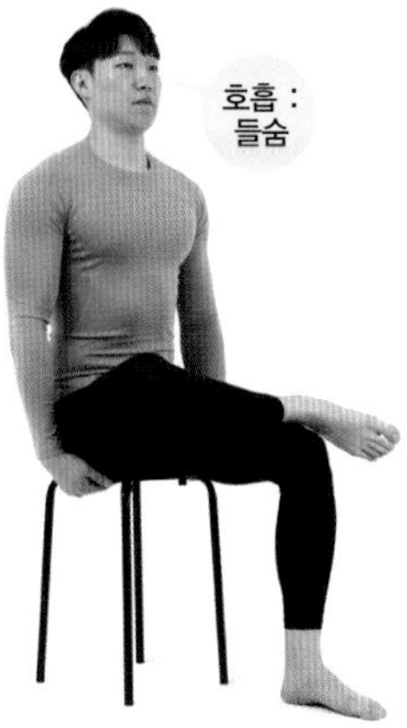

1 의자에 앉아 쥐가 나는 다리를
반대편 다리 위에 걸친다.

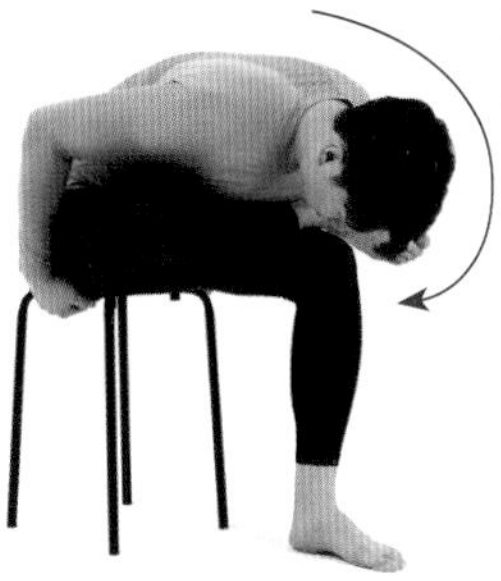

2 의자 밑부분을 잡고
상체를 아래로 내려 10초간 유지한다.
1~2를 반복한다.

TIP

- 걸치는 쪽 다리의 발목이 반대편 허벅지 위에 올라가도록 한다.
- 양쪽 다리 모두에서 쥐가 나면 양쪽 모두 마사지한다.

마사지

대퇴근막장근 -1

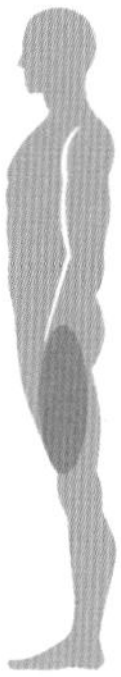

3분 마사지
• 준비물 : 마사지볼

1 양쪽 다리를 뻗고 앉아
취가 나는 허벅지 바깥쪽 부분에
마사지볼을 댄다.

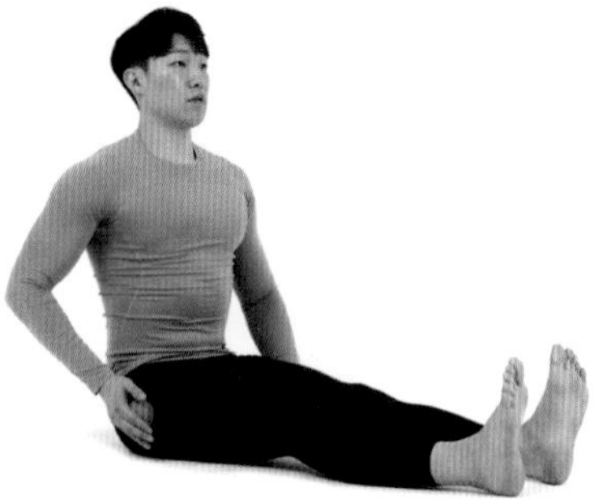

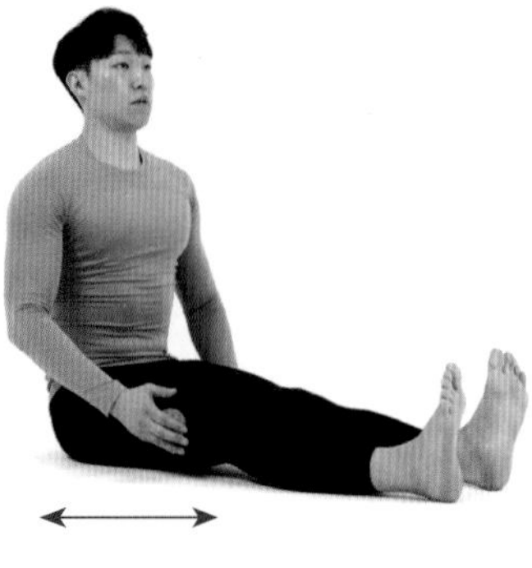

2 마사지볼을 누르며
다리 위아래로 3분간 굴린다.

TIP 양쪽 다리 모두에서 쥐가 나면
양쪽 모두 마사지한다.

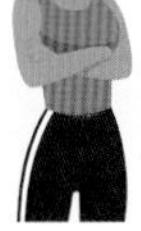

• 주의사항 • • 통증이 심할 경우 누르기만 한다.

스트레칭

대퇴근막장근 -1

5회 반복

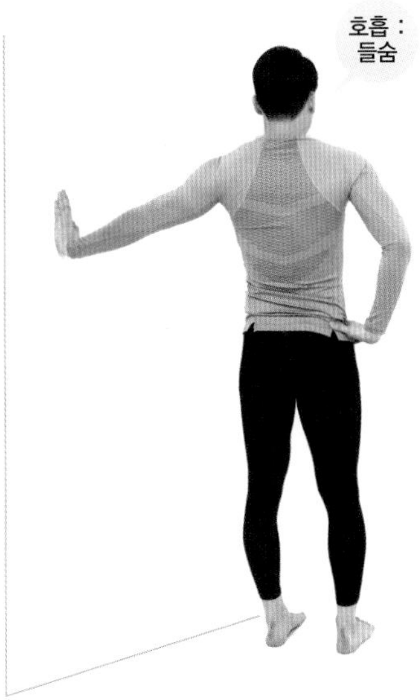

1 취가 나는 다리와 같은 쪽 팔을 벽에 짚고 선다.

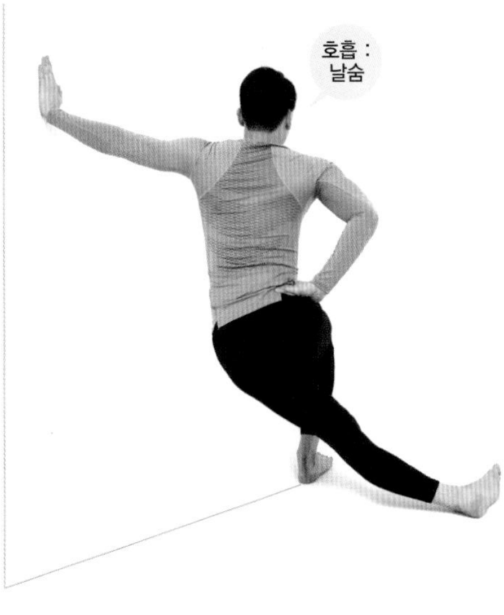

2 반대편 다리를 구부리면서 쥐가 나는 쪽 다리를 벽 반대쪽으로 빼 10초간 유지한다. 1~2를 반복한다.

TIP 양쪽 다리 모두에서 쥐가 나면 양쪽 모두 스트레칭한다.

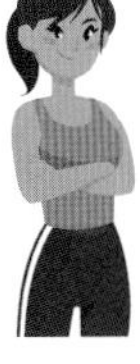

• 주의사항 •

• 허리가 꺾이지 않도록 배에 힘을 준다.

강화운동

힙브릿지

15번씩 3회 반복

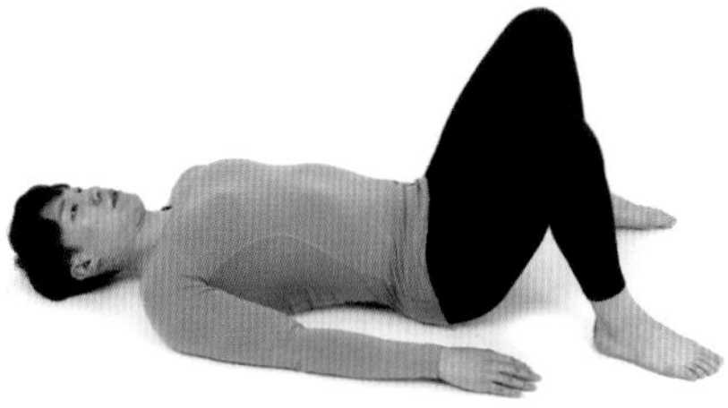

1 누운 상태에서 다리를 골반 너비로 벌리고
발은 팔자로 벌린다.

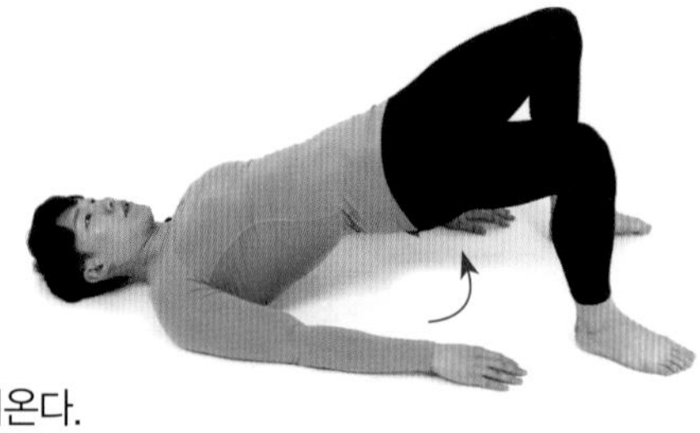

2 숨을 강하게 내쉬면서
무릎을 벌리고 엉덩이를 올린다.
더 이상 올라가지 않아도
1초 정도 위로 밀어준 후 버티면서 내려온다.
1~2를 반복한다.

TIP 발바닥으로 바닥을 밀어 엉덩이를 올린다.

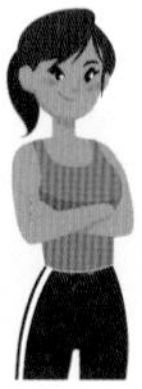

주의사항

- 허벅지 뒤쪽에 힘이 많이 들어갈 경우
다리를 골반 쪽으로 당긴 뒤 실시한다.

강화운동

사이드킥

15번씩 3회 반복

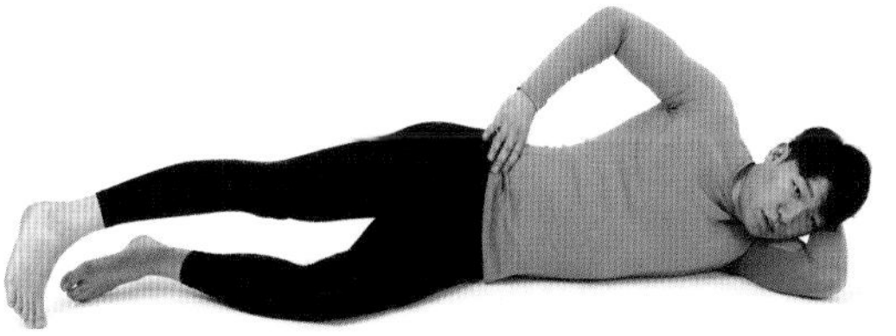

1 쥐가 나는 쪽 다리가 위에 오도록 하여 옆으로 눕는다. 위쪽 발뒤꿈치가 하늘을 보도록 돌린다.

2 숨을 내쉬면서 위쪽 다리를 든다. 위에서 1초 정도 버틴 후 천천히 내려온다. 1~2를 반복한다.

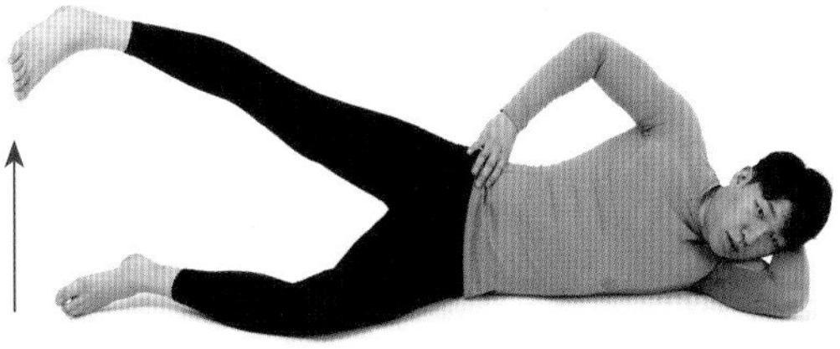

TIP

- 들어 올리는 다리를 쭉 편 상태에서 실시한다.
- 양쪽 다리 모두에서 쥐가 나면 양쪽 모두 실시한다.

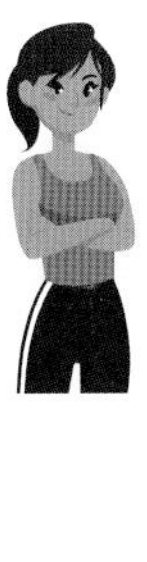

주의사항

- 허리에 통증이 있을 시 통증이 없는 범위 안에서만 반복한다.

7

골반에서 소리가 나요

오랜 시간 앉아 있어 골반 앞쪽 근육이 짧아진 경우, 운동 부족이나 근육 불균형으로 인해 허벅지 바깥쪽의 근육 긴장도가 높아진 경우 걸을 때 골반에서 소리가 난다. 다음 마사지와 스트레칭을 통해 근육의 긴장도를 떨어뜨리면 걸을 때 소리가 나거나 통증이 발생하는 것을 줄일 수 있다.

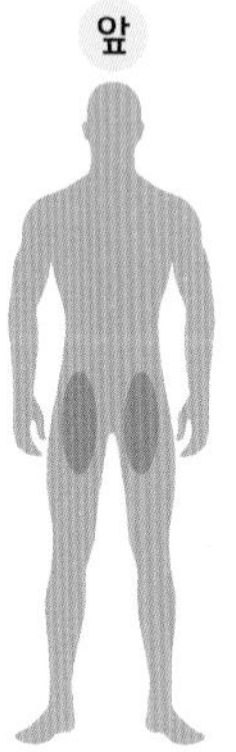

마사지

장요근

3분 마사지
- 준비물 : 마사지볼

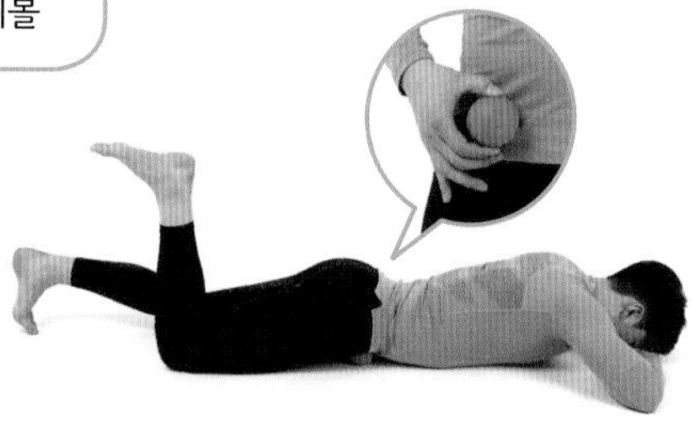

1 바닥에 엎드려 소리 나는 골반의 툭 튀어나온 곳 안쪽에 마사지볼을 대고 같은 쪽 무릎을 수직으로 구부린다.

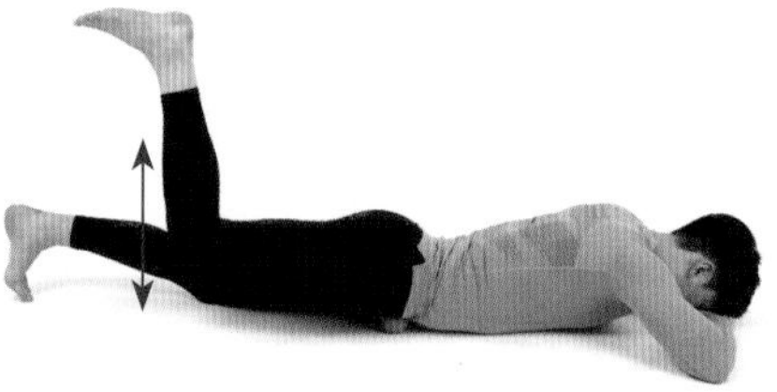

2 구부린 다리를 올렸다 내렸다를 3분간 반복한다.

TIP 양쪽 골반 모두에서 소리가 나면 양쪽 모두 마사지한다.

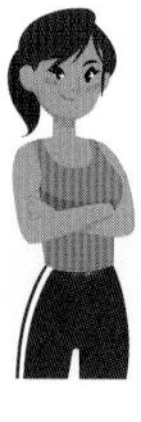

주의사항
- 통증이 심할 경우 다리를 올리지 않고 체중을 이용하여 누르기만 한다.

스트레칭

장요근

5회 반복

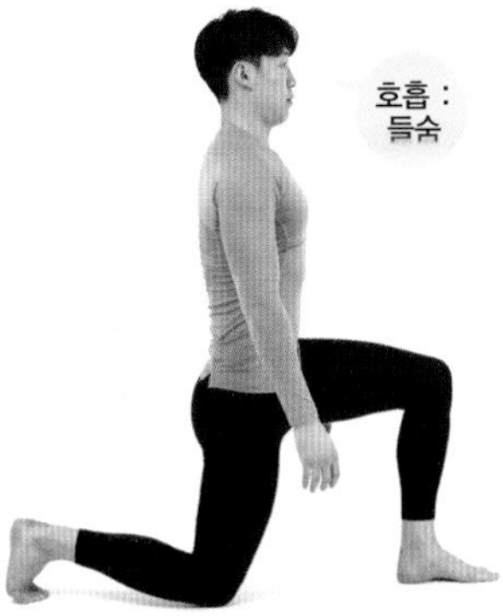

1 골반에서 소리 나는 쪽 다리를
두 걸음 정도의 간격으로 뒤로 벌리고
무릎을 바닥에 고정시킨다.

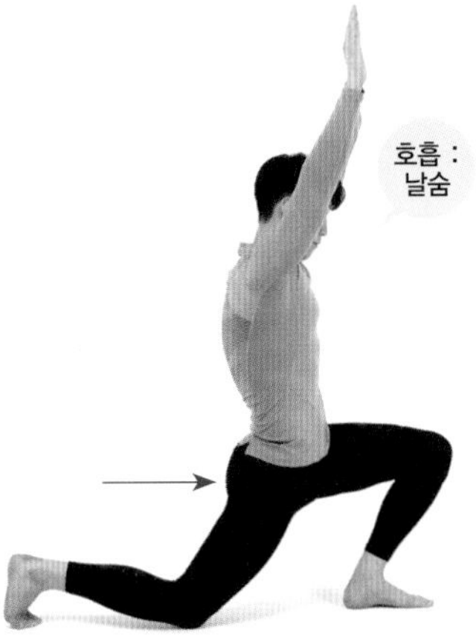

2 골반을 앞으로 쭉 밀면서
양손을 머리 위로 들어 10초간 유지한다.
1~2를 반복한다.

TIP

- 허리를 세워 배꼽을 당긴다.
- 균형을 잘 잡지 못하면 앞쪽 무릎에 손을 대고 스트레칭한다.
- 양쪽 골반 모두에서 소리가 나면 양쪽 모두 스트레칭한다.

마사지

대퇴근막장근 - 2

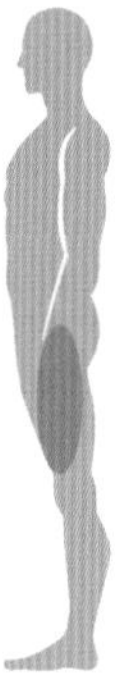

3분 마사지

•준비물 : 마사지볼

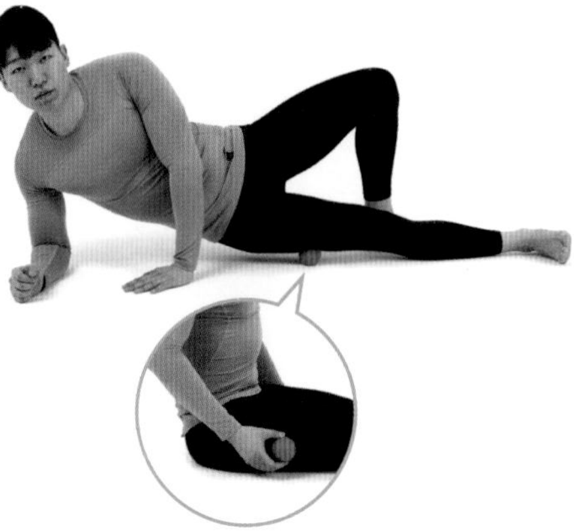

1 골반에서 소리가 나는 쪽 다리가 아래쪽으로 오게 다리를 쭉 펴고 옆으로 눕는다. 위에 있는 다리는 90도로 세우고 아래쪽 허벅지 옆 부분에 마사지볼을 댄다.

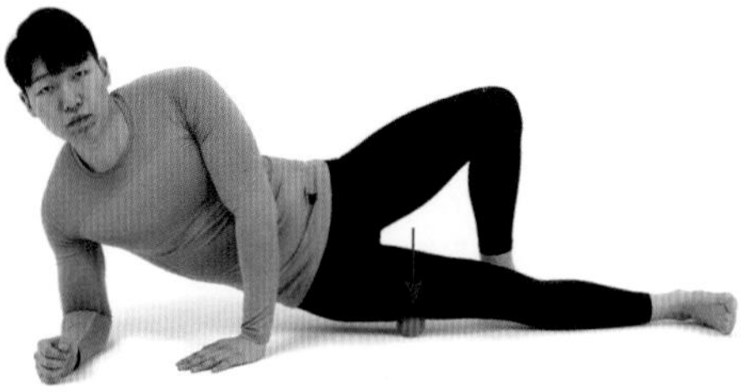

2 마사지 볼을 지그시 3분간 누른다.

TIP

- 골반부터 무릎 사이의 근육을 골고루 총 3분간 누른다.
- 양쪽 골반 모두에서 소리가 나면 양쪽 모두 마사지한다.

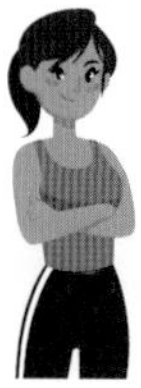

• 주의사항 •

• 통증이 심할 경우 손으로 지면을 눌러 강도를 약하게 한다.

스트레칭

대퇴근막장근 - 2

5회 반복

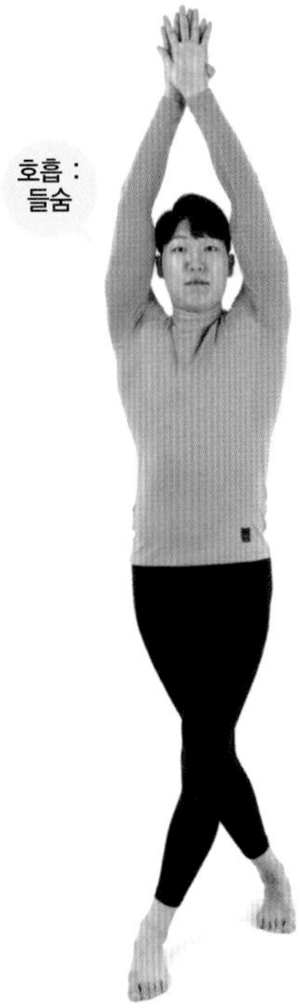

1 골반에서 소리가 나는 쪽 다리를 뒤로 하여 다리를 서로 교차하고 서서 양손을 맞잡아 위로 뻗는다.

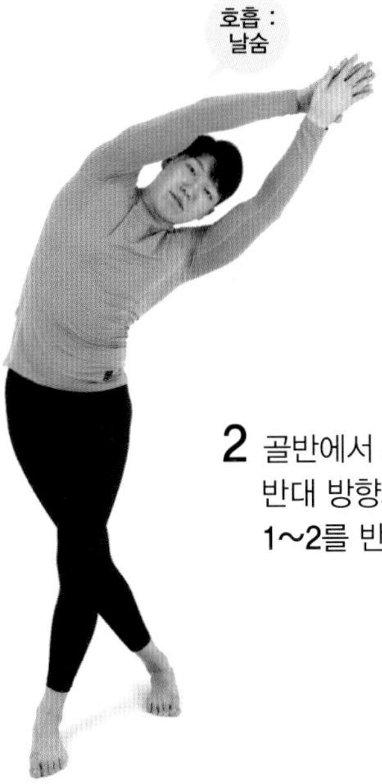

2 골반에서 소리가 나는 쪽의 반대 방향으로 몸통을 늘려주고 10초간 유지한다. 1~2를 반복한다.

TIP

- 시선과 몸통은 정면을 향한다.
- 양쪽 골반 모두에서 소리가 나면 양쪽 모두 스트레칭한다.

강화운동

클램쉘

15번씩 3회 반복

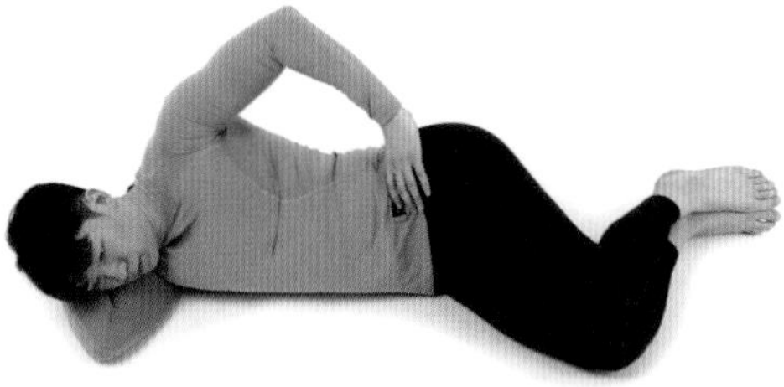

1 골반에서 소리가 나는 쪽 다리가
위에 오도록 옆으로 눕고 무릎을 90도로 구부려
발목, 엉덩이, 머리가 일직선이 되도록 한다.

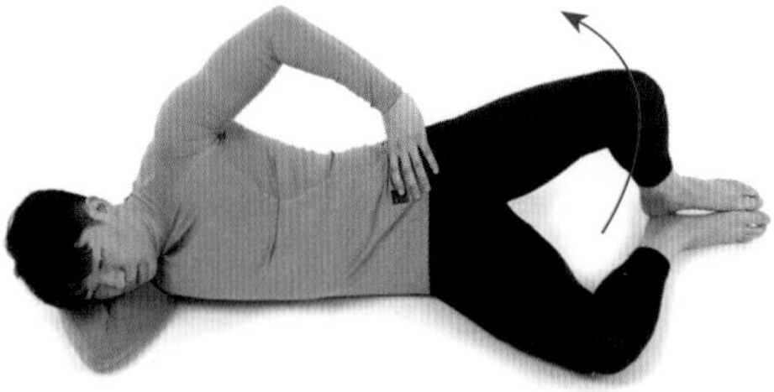

2 숨을 내쉬면서 위쪽 무릎을 올려
1초 정도 힘을 준 뒤 천천히 내려온다.
1~2를 반복한다.

TIP 양쪽 골반 모두에서 소리가 나면 양쪽 모두 실시한다.

주의사항

- 골반이 고정된 상태로 다리를 들어 올린다.

강화운동

개구리힙 익스텐션

15번씩 3회 반복

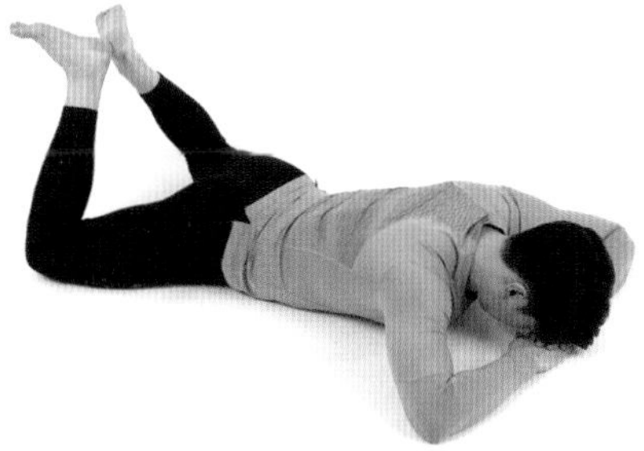

1 엎드려서 무릎을 바깥쪽으로 벌리고 발뒤꿈치를 서로 붙인다.

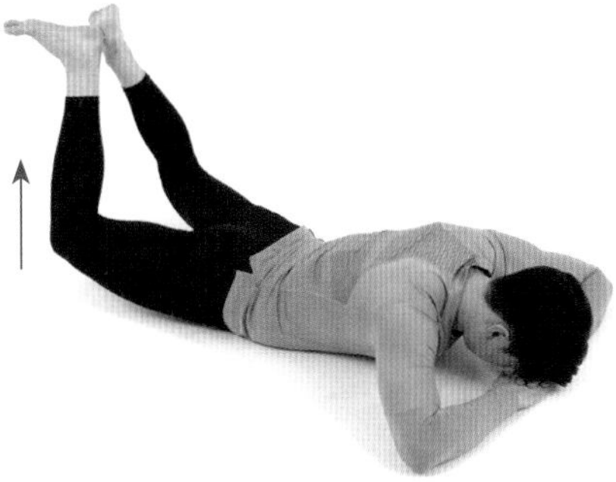

2 숨을 내쉬면서 양쪽 다리를 들어 올렸다가 바로 천천히 내린다. 1~2를 반복한다.

TIP 무릎을 바깥으로 벌린 상태를 유지하면서 다리를 들어 올린다.

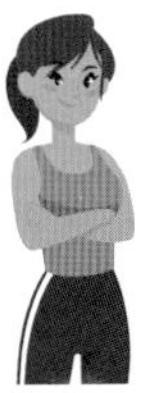

주의사항

- 허리가 과도하게 꺾이지 않도록 한다.

8

발바닥이 아파요

활동량 부족으로 인한 체중 증가는 걸을 때 발바닥의 피로로 이어지게 되고, 결과적으로 발바닥의 아치가 무너져 통증이 생기게 된다. 발바닥 통증이 심해지면 걸을 때마다 스트레스가 쌓여 공부에 방해가 된다. 바닥에 쿠션이 없는 신발이나 발바닥 아치 부분을 받쳐줄 수 없는 신발은 되도록 피하고 꾸준히 운동을 하면서 체중 조절을 해야 한다. 다음 마사지와 스트레칭, 강화운동까지 꼭 따라 해보자.

마사지

족저근막

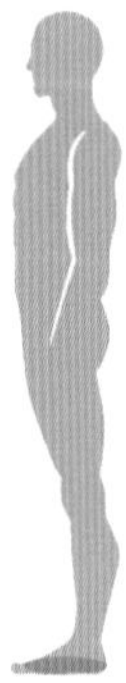

3분 마사지

• 준비물 : 마사지볼

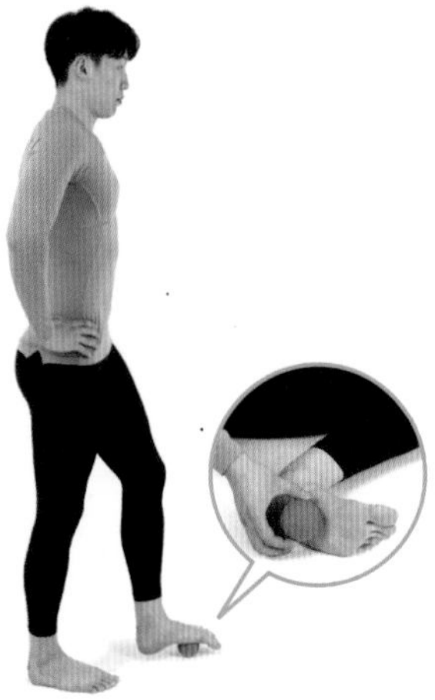

1 통증이 있는 발바닥의 가운데 쏙 들어가 있는 부분에 마사지볼을 대고 선다.

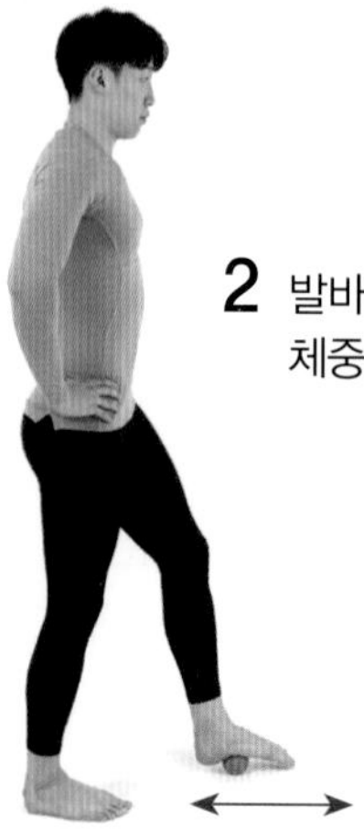

2 발바닥에 댄 마사지볼을 누르면서 체중을 이용해 3분간 굴린다.

TIP 양쪽 발바닥 모두 아프다면 양쪽 모두 마사지한다.

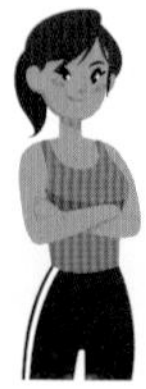

• 주의사항 •

• 체중으로 강도를 조절한다.

스트레칭

족저근막

5회 반복
• 준비물 : 수건

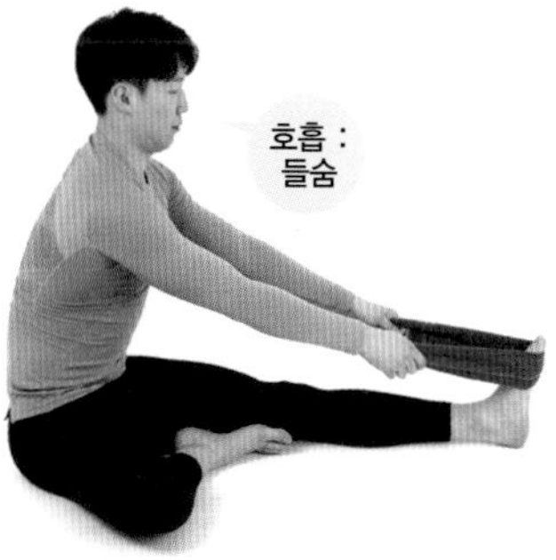

1 발바닥 통증이 있는 쪽 다리를 쭉 뻗고, 반대편 다리는 접고 앉아 수건 가운데 부분을 통증이 있는 발바닥 윗부분에 건다.

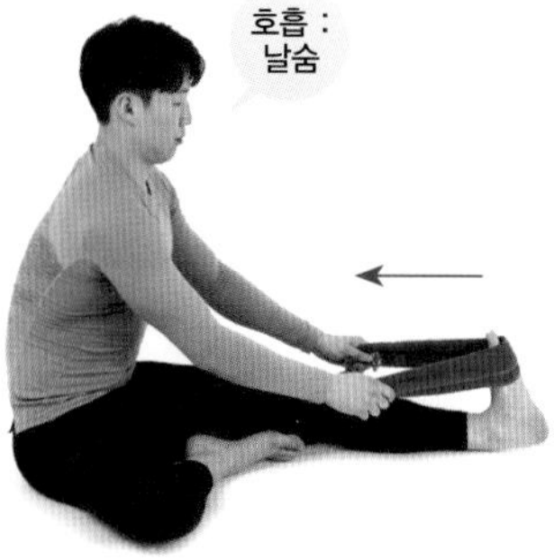

2 수건을 몸 쪽으로 당겨 10초간 유지한다. 1~2를 반복한다.

TIP

- 무릎을 구부리지 않는다.
- 양쪽 발바닥 모두 아프다면 양쪽 모두 스트레칭한다.

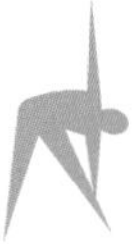

마사지

비복근

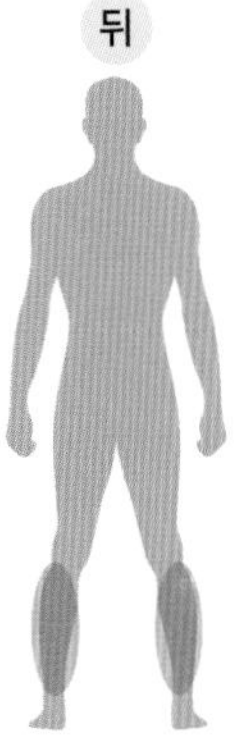

3분 마사지
• 준비물 : 마사지볼

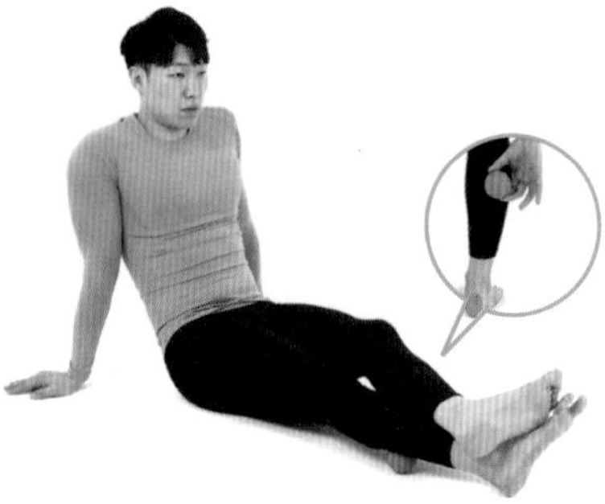

1 발바닥 통증이 있는 쪽 다리가 아래에 오도록 다리를 꼬고 앉은 뒤 아래쪽 종아리 밑에 마사지볼을 댄다.

2 위에 올린 다리를 바닥 쪽으로 누르면서 마사지볼을 양옆으로 3분간 굴린다.

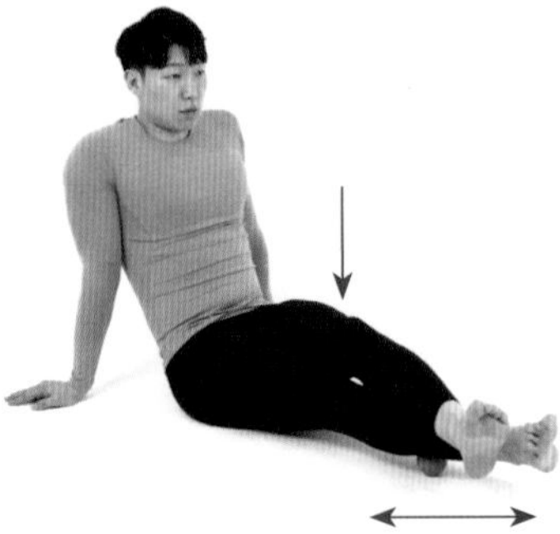

TIP 양쪽 발바닥 모두 아프다면 양쪽 모두 마사지한다.

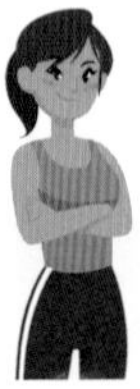

• 주의사항 • • 통증이 심할 경우 누르기만 한다.

스트레칭

비복근

5회 반복

1 벽에 양손을 짚고 선다.

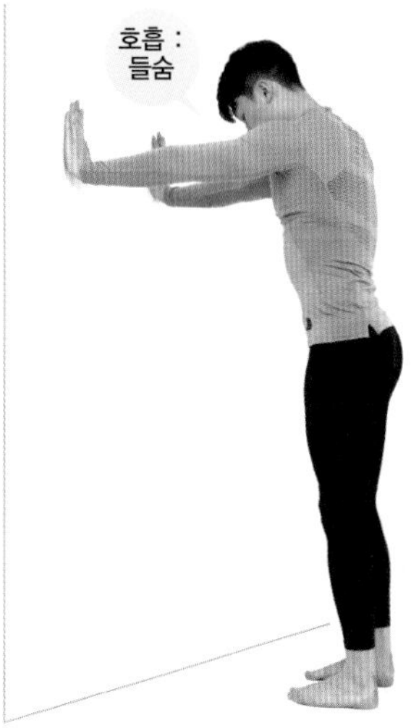

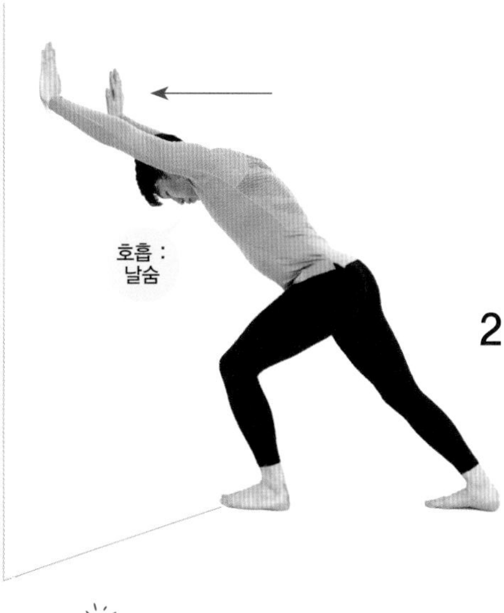

2 발바닥 통증이 있는 쪽 다리를 뒤로 뻗고 뒤쪽 발뒤꿈치가 바닥에서 떨어지지 않은 상태에서 벽을 밀고 10초간 유지한다. 1~2를 반복한다.

TIP

- 발을 11자로 만든다.
- 뻗은 다리의 종아리가 덜 땅기면 발을 더 뒤로 뻗은 뒤 스트레칭한다.
- 양쪽 발바닥 모두 아프다면 양쪽 모두 스트레칭한다.

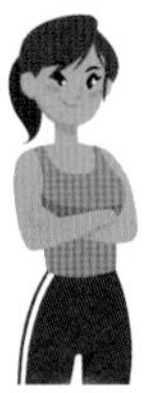

주의사항

- 뻗은 다리의 무릎을 구부리지 않도록 한다.

강화운동

수건 집기

15번씩 3회 반복
•준비물 : 수건

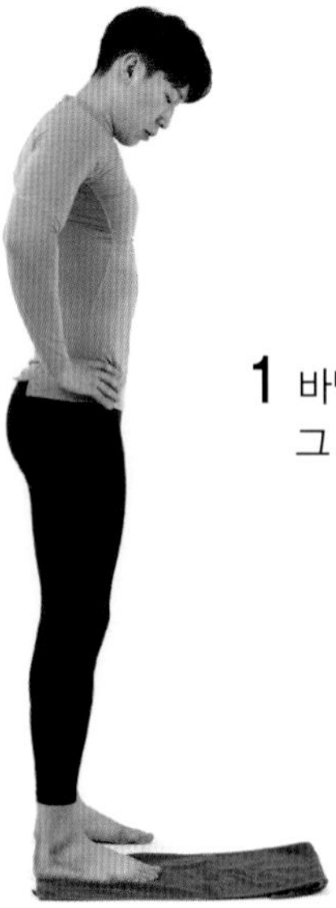

1 바닥에 수건을 깔고
그 위에 통증이 있는 발을 올려놓는다.

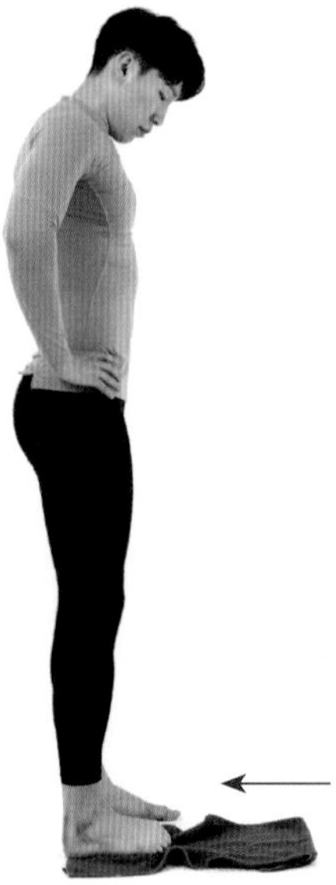

2 발가락으로 수건을 잡아당긴다.
1~2를 반복한다.

TIP

• 수건을 잡아당길 때 무게중심을 발뒤꿈치 쪽으로 옮겨 발가락이 잘 움직일 수 있도록 한다.
• 양쪽 발바닥 모두 아프다면 양쪽 모두 실시한다.

강화운동

발목 안쪽으로 접기

15번씩 3회 반복

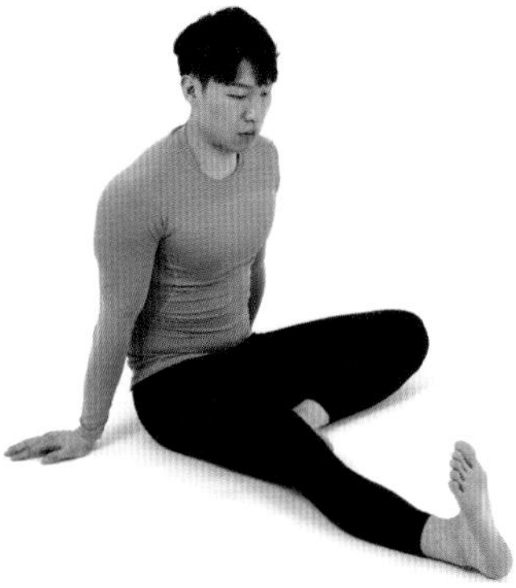

1 바닥에 앉아 발바닥 통증이 있는 쪽 다리를 앞으로 쭉 뻗고 발끝은 몸 쪽으로 당긴다. 반대쪽 다리는 접는다.

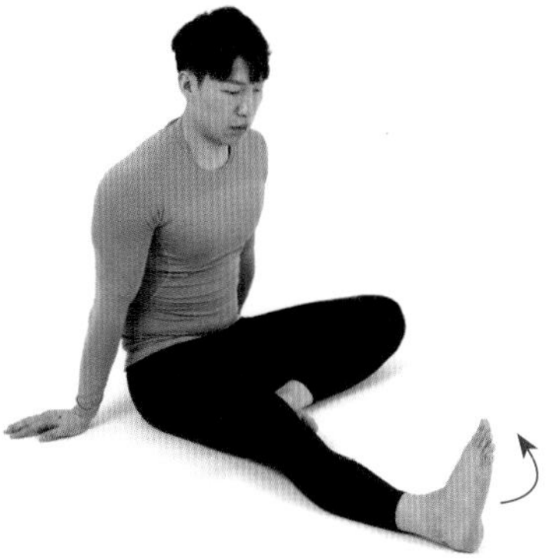

2 앞으로 뻗은 쪽 발목을 안쪽으로 돌렸다가 바로 **1**로 돌아온다. **1~2**를 반복한다.

TIP 양쪽 발바닥 모두 아프다면 양쪽 모두 실시한다.

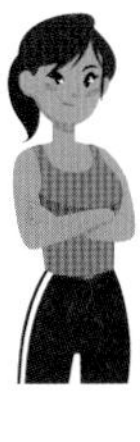

주의사항

- 다리 전체가 움직이지 않도록 하고 발목만 움직인다.

9

등이 뻐근해요

잘못된 자세로 계속 앉아 있으면 등 가운데 부분이 뻐근해진다. 오랜 시간 동안 등 근육이 늘어난 상태로 구부정한 자세를 유지하면 계속해서 근육이 쓰여 매우 피로해지기 때문이다. 피로한 근육을 풀지 않으면 나중에는 근육이 지쳐 통증이 생길 수 있다. 이러한 증상들은 다음 마사지와 스트레칭, 강화운동을 하면 충분히 좋아질 수 있다.

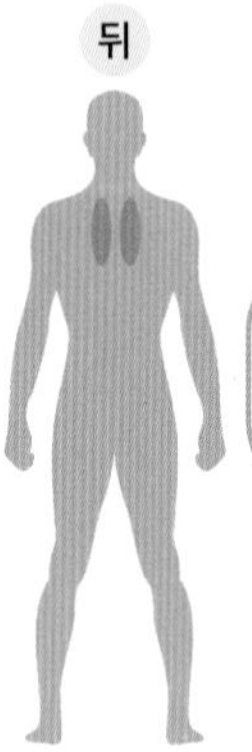

마사지

능형근

양쪽 각각 1분 30초 마사지
• 준비물 : 마사지볼

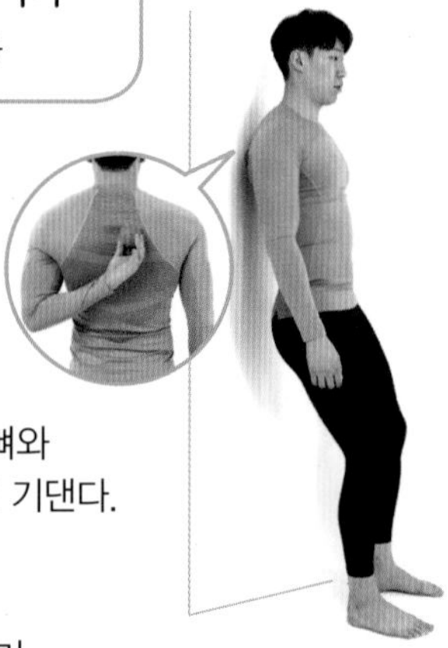

1 마사지볼을 한쪽 어깨뼈와 척추 사이에 대고 벽에 기댄다.

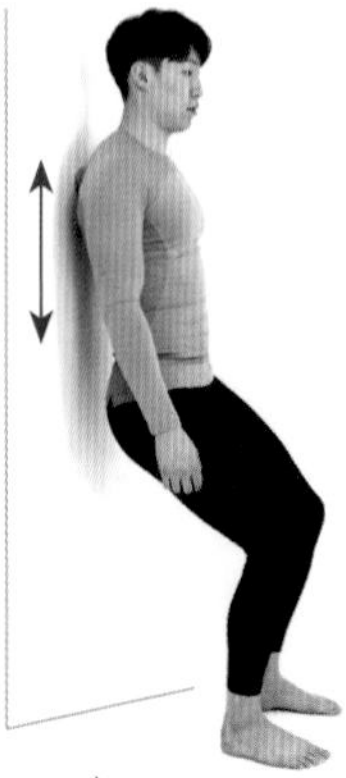

2 무릎을 구부려 몸을 위아래로 움직이며 마사지볼을 1분 30초간 굴린다.

TIP 한쪽의 마사지가 끝나면 반대쪽도 같은 방법으로 반복한다.

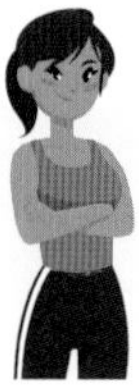

• 주의사항 •

• 통증이 심할 경우 벽 쪽으로 몸을 약하게 민다.

스트레칭

능형근

5회 반복

• 준비물 : 의자

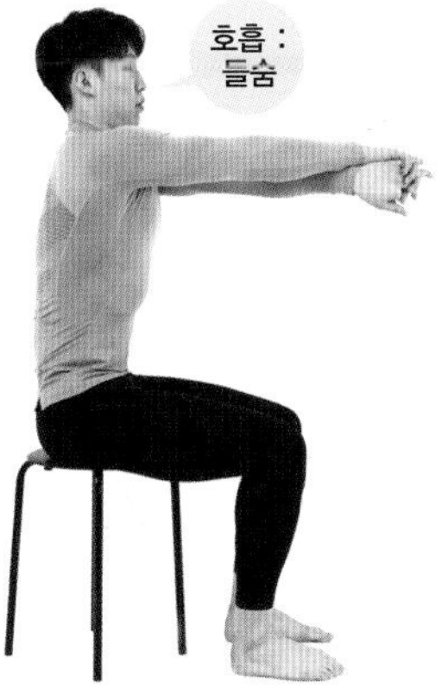

1 의자에 앉아 손을 깍지 끼고
최대한 앞으로 뻗는다.

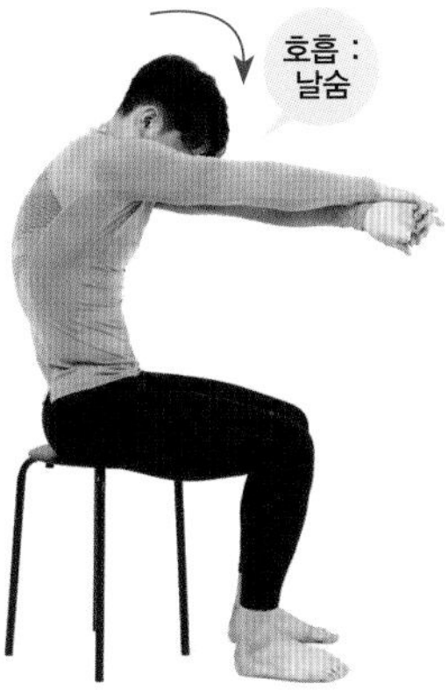

2 고개를 숙여 허리를 동그랗게 만들고
10초간 유지한다.
1~2를 반복한다.

마사지

척추기립근 - 2

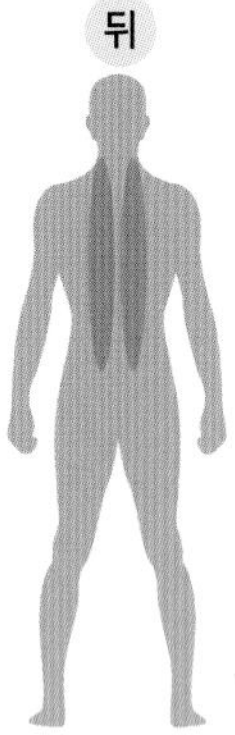

양쪽 각각 1분 30초 마사지
•준비물 : 마사지볼

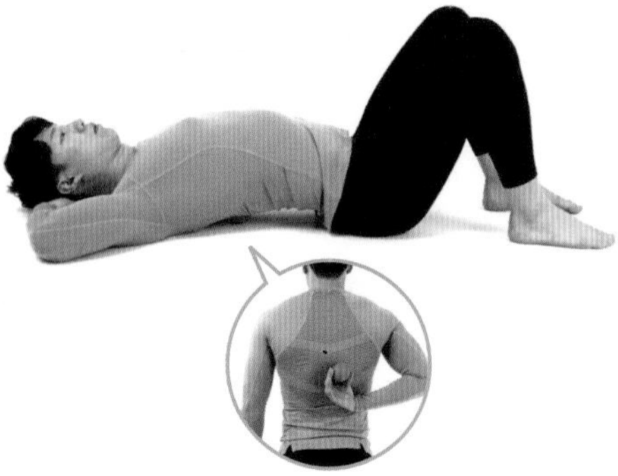

1 누운 상태에서 양쪽 다리를 세우고
마사지볼을 척추 옆 부분에 놓는다.

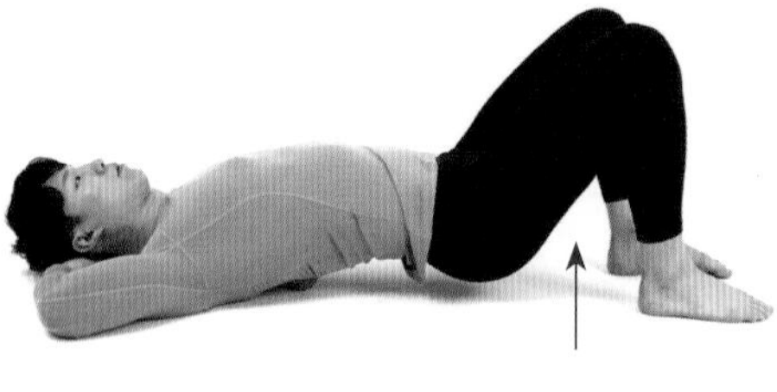

2 발바닥으로 바닥을 밀면서
엉덩이를 들었다가 내린다.
이를 1분 30초간 반복한다.

TIP
- 전체적으로 풀다가 더 통증이 있는 부위를 위주로 풀어준다.
- 한쪽의 마사지가 끝나면 반대쪽도 같은 방법으로 반복한다.

스트레칭

척추기립근 - 2

5회 반복

호흡 :
들숨

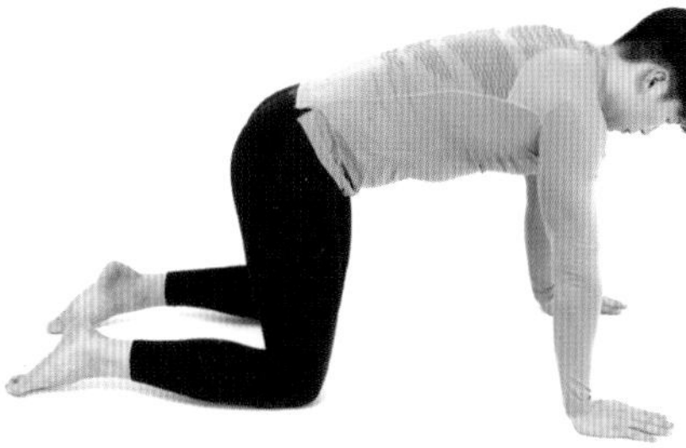

1 손바닥과 무릎을 바닥에 대고
엎드린다.

호흡 :
날숨

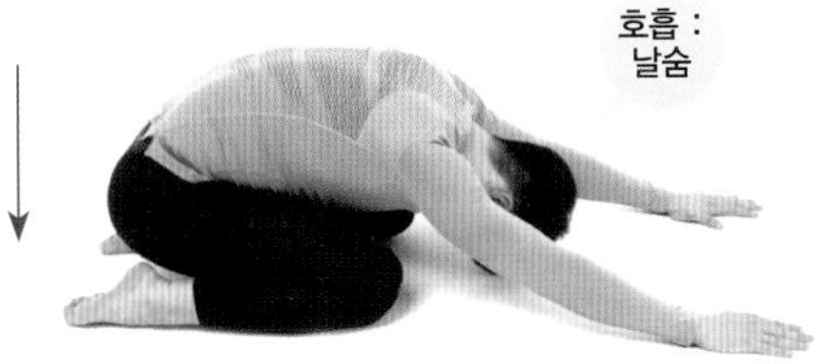

2 무릎을 구부려
엉덩이가 발뒤꿈치에 닿도록 하고
10초간 유지한다.
1~2를 반복한다.

강화운동

물병 중하부강화

양쪽 각각 15번씩 3회 반복
◦준비물 : 물병

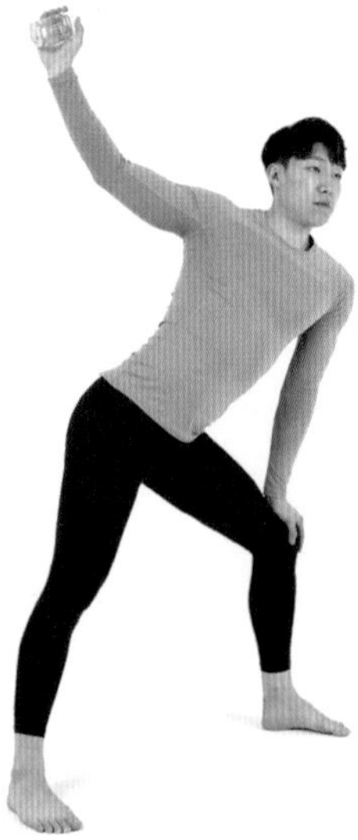

1 한쪽 손에 물병을 들고 다리를 넓게 벌린다.
물병을 든 방향으로 엉덩이를 빼고
상체를 기울인 뒤 물병을 든 팔을 위로 뻗는다.

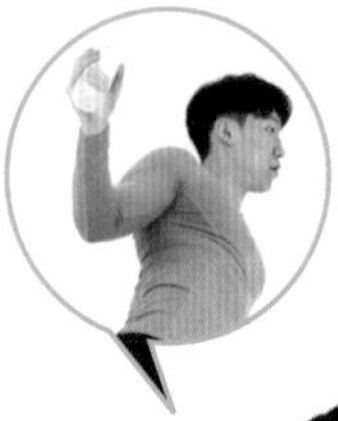

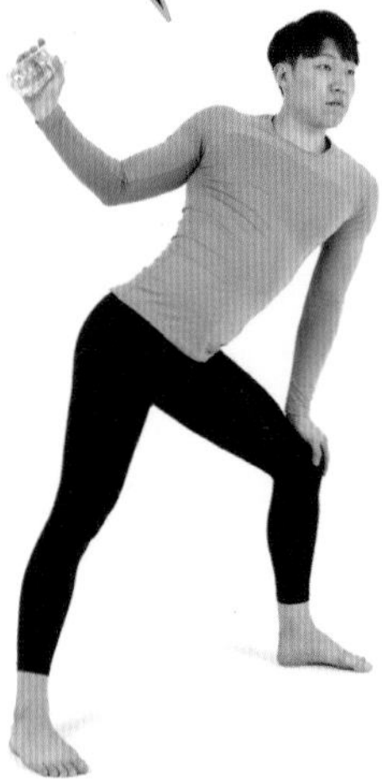

2 천천히 저항을 느끼면서
물병이 몸통 뒤쪽으로 오게끔
팔꿈치를 접었다가 다시 **1**로 돌아간다.
1~2를 반복한다.

TIP

- 한쪽의 운동이 끝나면 반대쪽도 같은 방법으로 반복한다.
- 팔꿈치는 몸통 뒤쪽 대각선 방향으로 접는다.

• 주의사항 •

◦ 팔을 뻗을 때 어깨가 함께 올라가지 않도록 한다.

강화운동

T레이즈

20번씩 3회 반복
• 준비물 : 물병

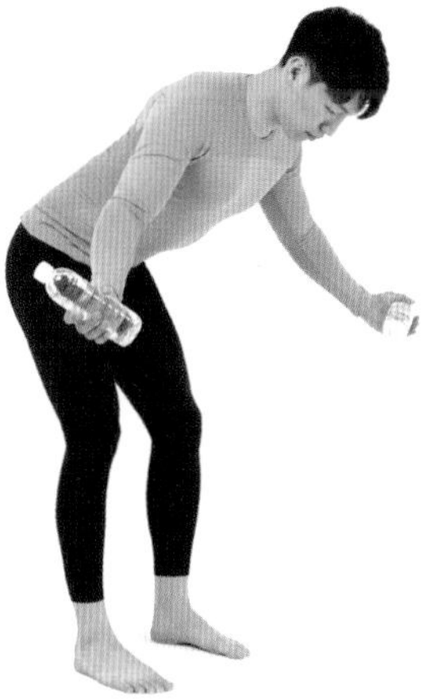

1 양손에 물병을 든 뒤
엉덩이를 뒤로 빼고 상체를 기울인 상태에서
양팔을 벌려 T자로 만든다.

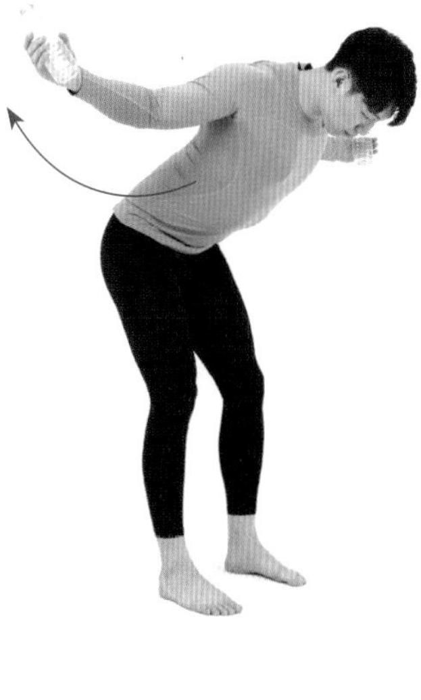

2 어깨뼈를 모으고
가슴을 앞으로 내민다는 느낌으로
팔을 뒤로 모았다가 다시 1로 돌아간다.
1~2를 반복한다.

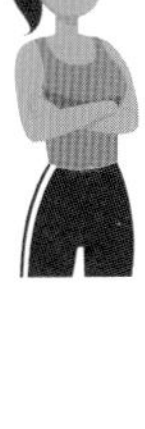

• 주의사항 •

• 어깨가 올라가지 않도록 한다.

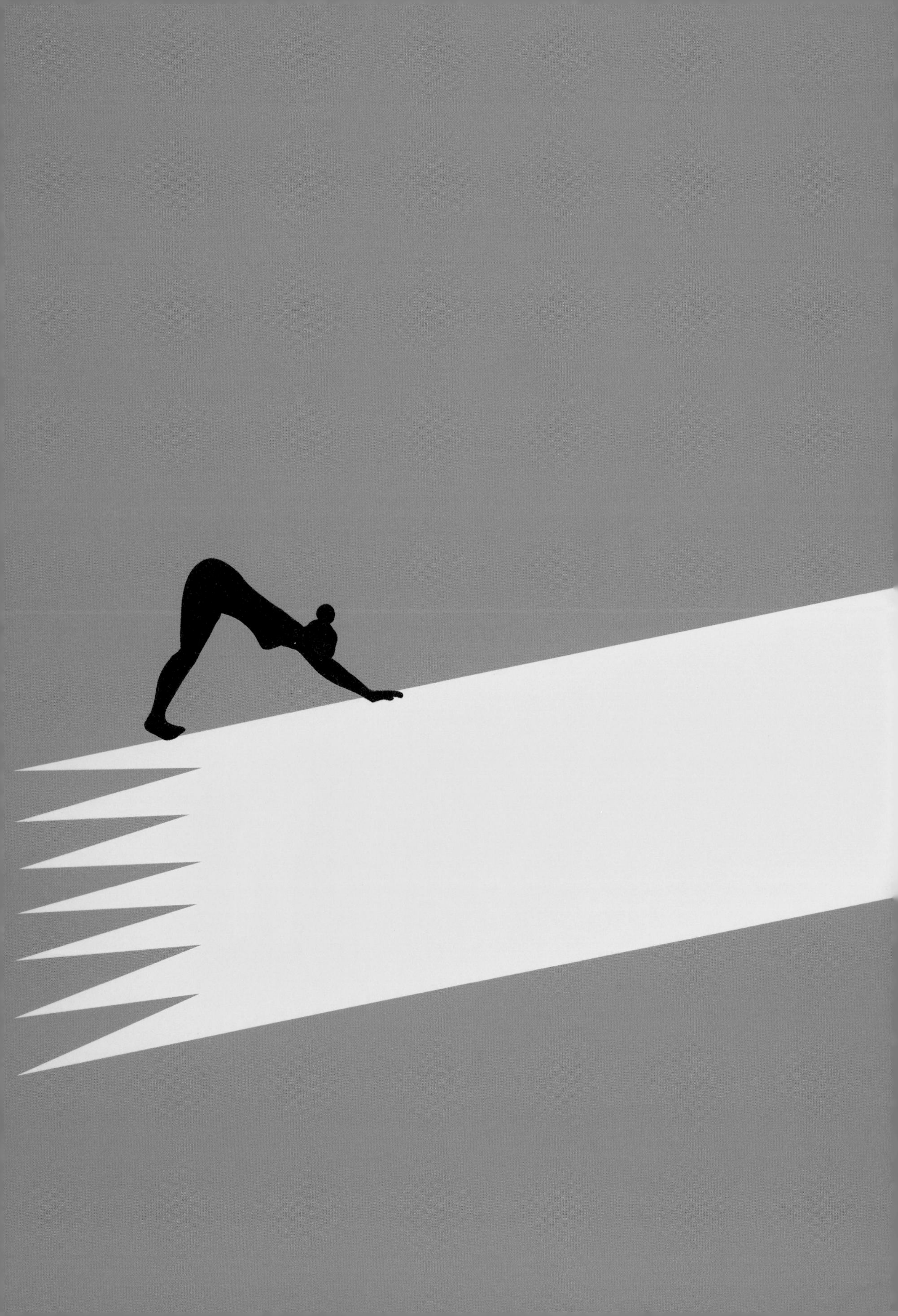

4장

체력증진을 위한 종합 타바타 트레이닝

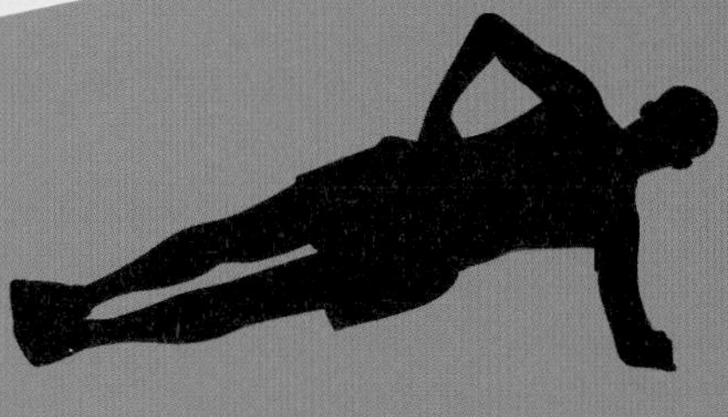

체력 향상을 위한 운동 중에는 최소 20~30분 정도의 시간이 소요되는 고강도의 운동이 많다. 하지만 점수를 올리기 위해 한 문장이라도 더 머릿속에 넣고 한 문제라도 더 풀려고 하는 수험생들에게 20~30분은 긴 시간이다. 또한, 고강도로 운동하면 운동 후에 피로감이 몰려와 공부에 집중하기 어렵게 된다. 그래서 이 챕터에서는 짧은 시간 운동하면서 체력 향상에는 효과적인 운동 방법을 소개하고자 한다. 집이나 학교에서 보통의 강도로 12분(휴식 시간 포함)이라는 짧은 시간 안에 할 수 있는 4가지의 전신운동이 포함된 운동 방법을 소개한다.

수험생 체력 향상을 위한 운동 방법

❶ 한 운동당 (운동1 X 20초 + 10초 휴식) X 4회 반복한다.

❷ 20초 동안에 최대한 정확하고 빠르게 운동한다.

❸ 한 운동이 모두 끝나면 1분 동안 휴식을 취한 뒤 다음 운동을 같은 방식으로 반복한다.

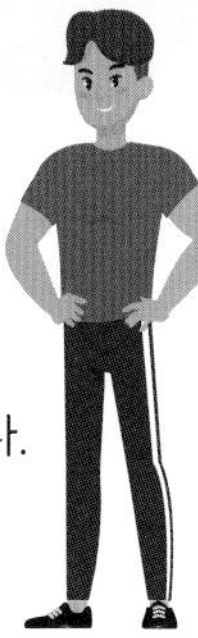

주의 사항!

❶ 반드시 운동 전에 충분한 스트레칭을 한다.

❷ 혈압이 높거나 운동을 처음 하는 경우 너무 무리하지 않는다.

❸ 운동을 하다 관절 부위에 통증을 느끼면 즉시 중단한다.

1

월 푸시업·사이드런지·크런치·점핑잭

운동1

월 푸시업

20초 운동 뒤 10초 휴식,
이를 4회 반복

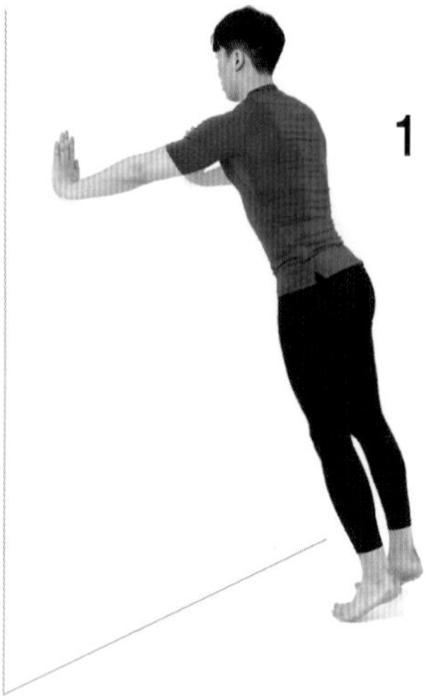

1 벽에서 한 걸음 떨어진 위치에서 벽을 바라보고 선다.
양팔은 어깨너비의 1.5배로 벌려 가슴 정면의 벽을 짚고 쭉 편다.

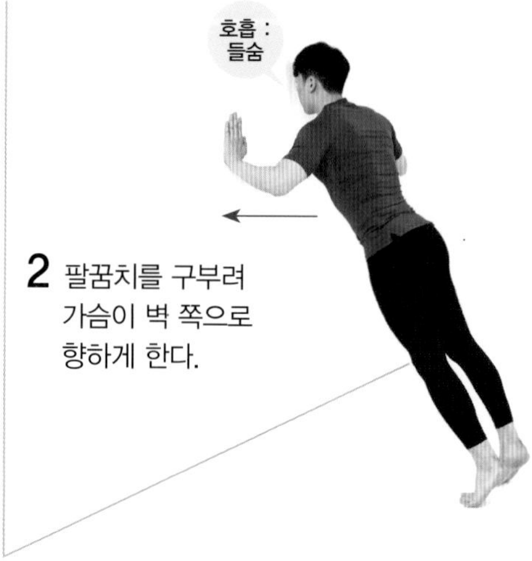

2 팔꿈치를 구부려 가슴이 벽 쪽으로 향하게 한다.

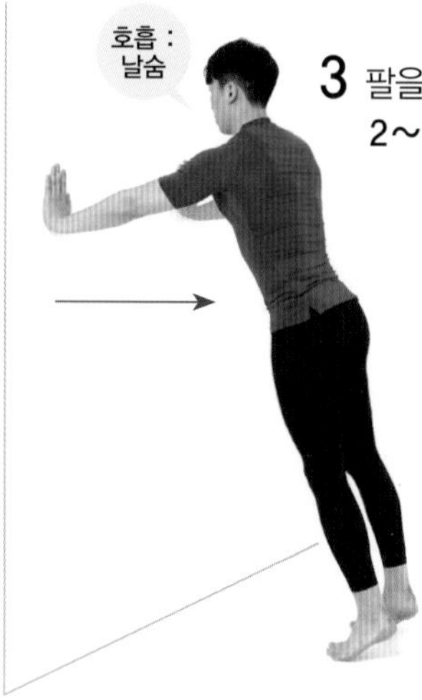

3 팔을 쭉 편다.
2~3을 반복한다.

TIP 팔꿈치를 구부렸을 때 팔꿈치 각도가 70도로 유지되도록 한다.

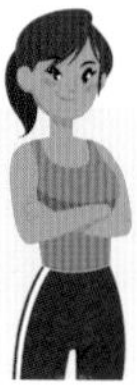

• 주의사항 •

- 허리가 꺾이지 않도록 한다.
- 어깨가 올라가지 않도록 한다.
- 발뒤꿈치를 바닥에 붙이지 않는다.

운동2

사이드런지

20초 운동 뒤 10초 휴식,
이를 4회 반복

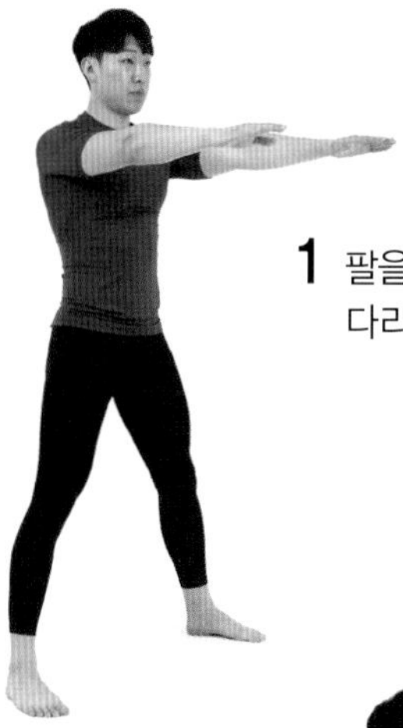

1 팔을 앞으로 뻗고
다리를 골반 너비의 2배 정도로 벌린다.

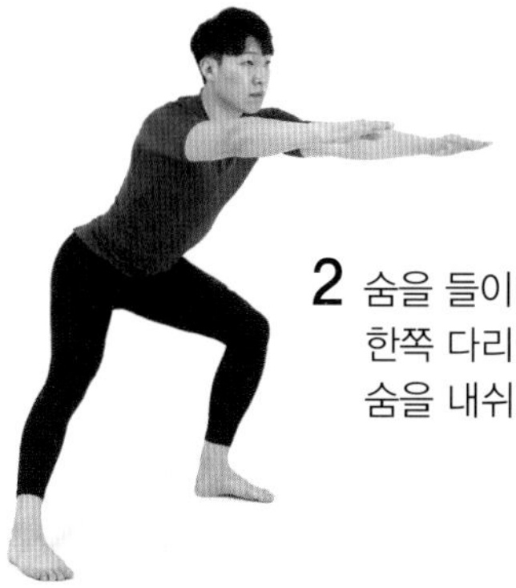

2 숨을 들이마시면서
한쪽 다리에 체중이 실리도록 앉고
숨을 내쉬면서 다시 **1**의 자세로 돌아간다.

3 숨을 들이마시면서
반대쪽 다리에 체중이 실리도록 앉고
숨을 내쉬면서 다시 **1**의 자세로 돌아간다.
1→**2**와 **1**→**3**을 반복한다.

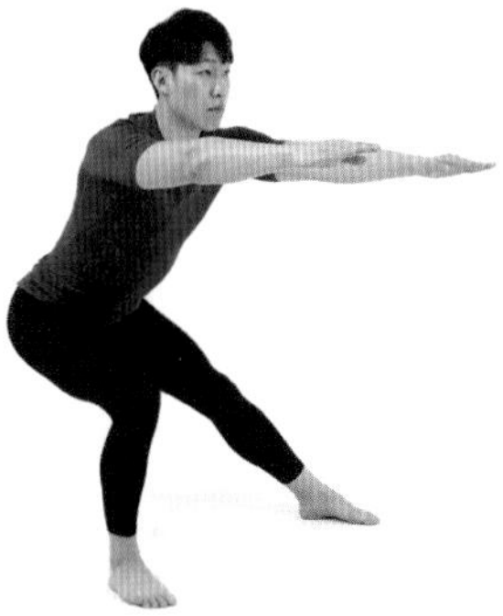

TIP

- 엉덩이를 뒤로 빼면서 앉는다.
- 허리를 편다.

운동3

크런치

20초 운동 뒤 10초 휴식,
이를 4회 반복

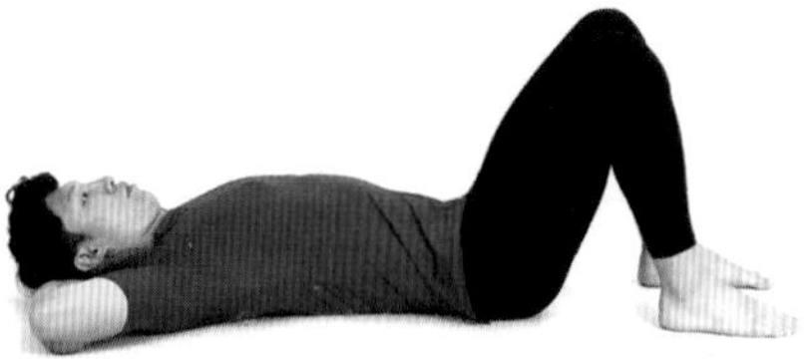

1 누운 상태에서 무릎을 세우고
양손을 깍지 껴 뒤통수를 받친다.

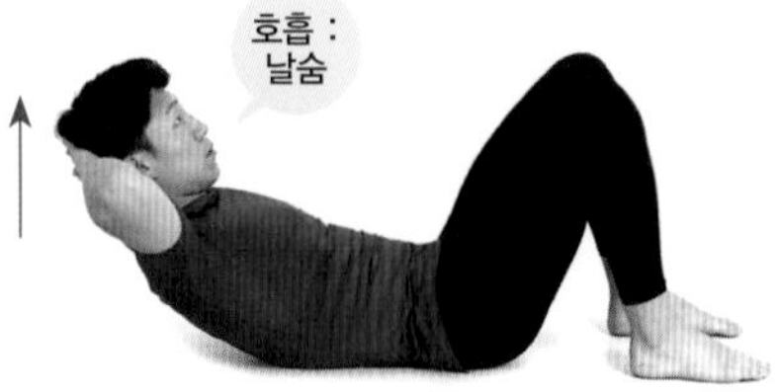

2 복부 힘을 이용해
어깨뼈가 바닥에서 떨어질 정도만
올라간다.

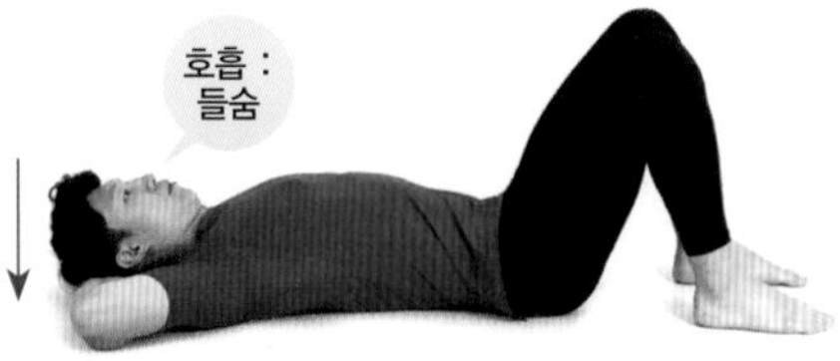

3 버티면서 내려간다.
2~3을 반복한다.

TIP 시선은 하늘을 향한다.

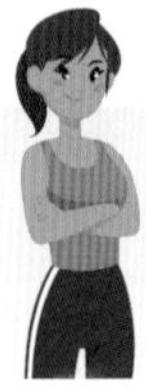

• 주의사항 •

- 목을 당기지 않는다.
- 반동을 이용하지 않는다.

운동4

점핑잭

20초 운동 뒤 10초 휴식,
이를 4회 반복

1 양쪽 팔과 다리를 벌린다.

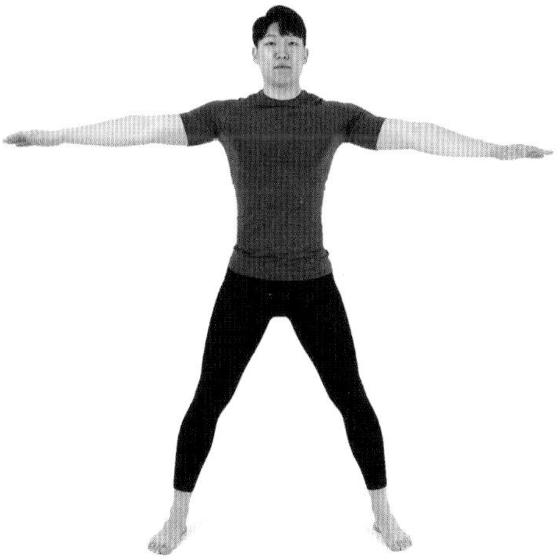

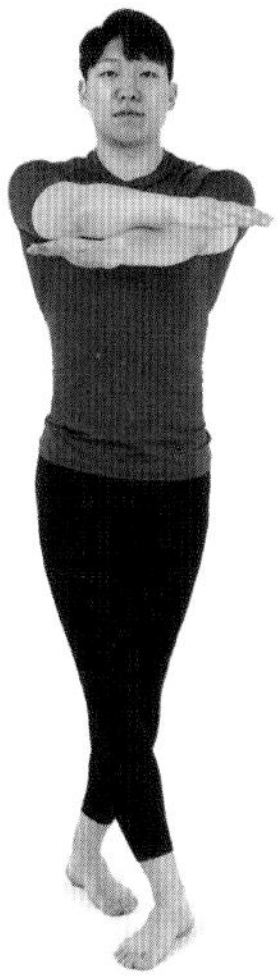

2 점프하면서 팔과 다리를
교차시킨다.

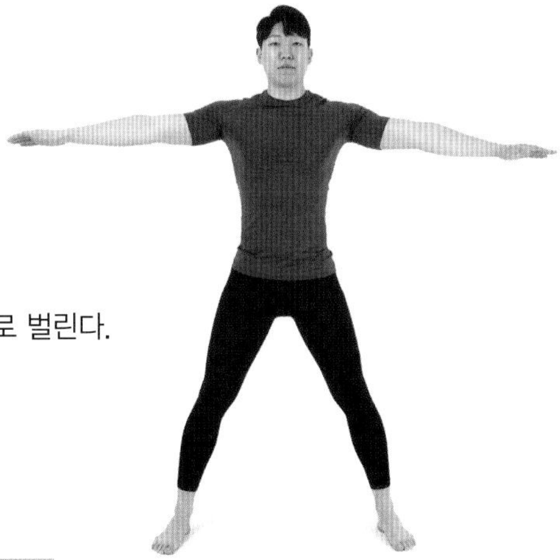

3 다시 점프하면서
팔과 다리를 양쪽으로 벌린다.
2~3을 반복한다.

TIP

- 호흡은 자연스럽게 한다.
- 허리를 편다.
- 콩콩 뛰듯 반복한다.

2

체어딥스·와이드스쿼트·사이클크런치·마운틴클라이머

운동1

체어딥스

20초 운동 뒤 10초 휴식, 이를 4회 반복
•준비물 : 의자

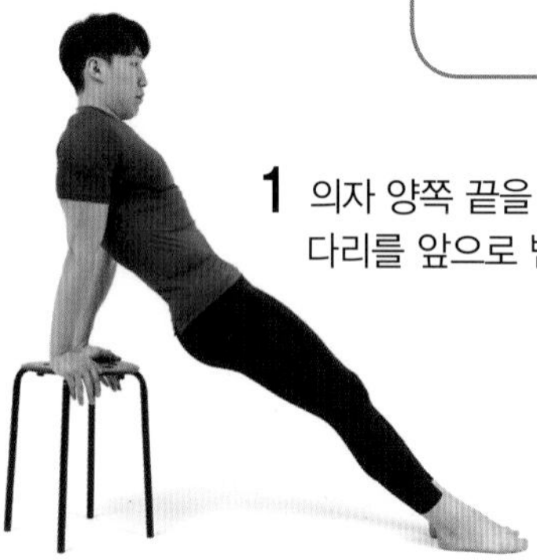

1 의자 양쪽 끝을 잡고 다리를 앞으로 뻗는다.

호흡 : 들숨

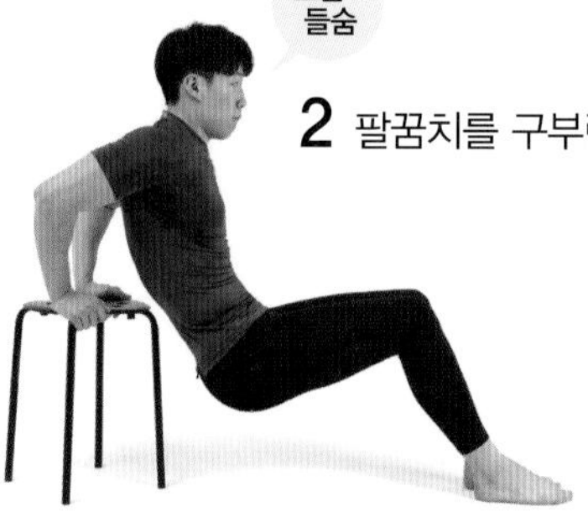

2 팔꿈치를 구부린다.

호흡 : 날숨

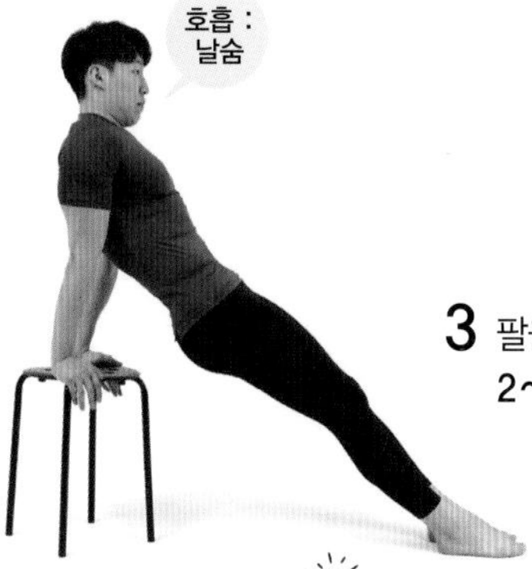

3 팔을 쭉 편다. 2~3을 반복한다.

TIP 너무 힘들면 발바닥으로 지면을 밀어 같이 몸을 들어준다.

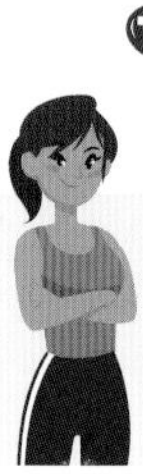

• 주의사항 •

• 팔꿈치가 밖으로 벌어지지 않도록 한다.
• 손목에 통증이 있다면 몸을 많이 내리지 않는다.

운동2

와이드스쿼트

20초 운동 뒤 10초 휴식,
이를 4회 반복

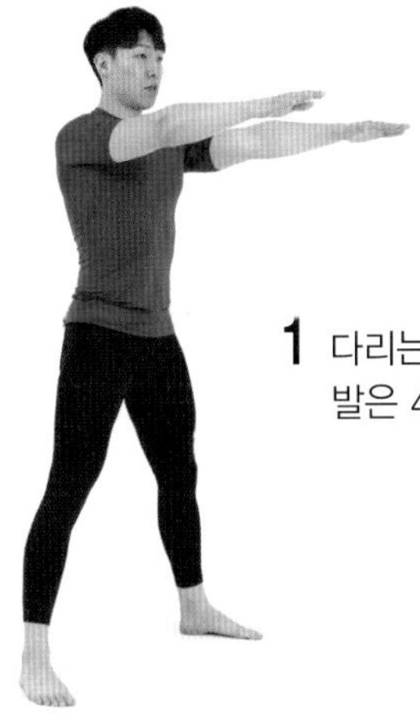

1 다리는 골반 너비의 2배 정도 벌리고
발은 45도로 벌리고 선다.

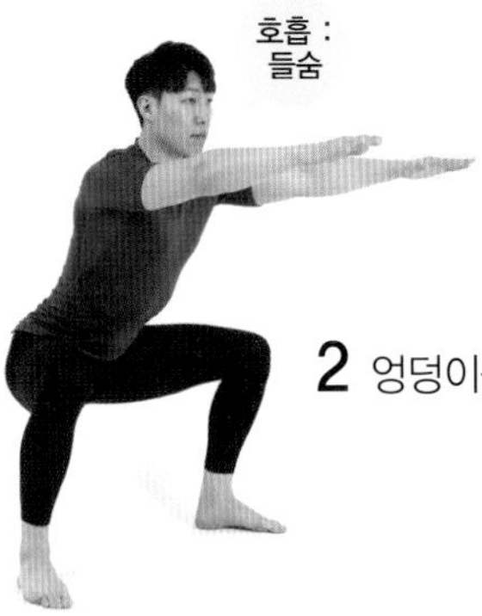

2 엉덩이를 뒤로 빼며 앉는다.

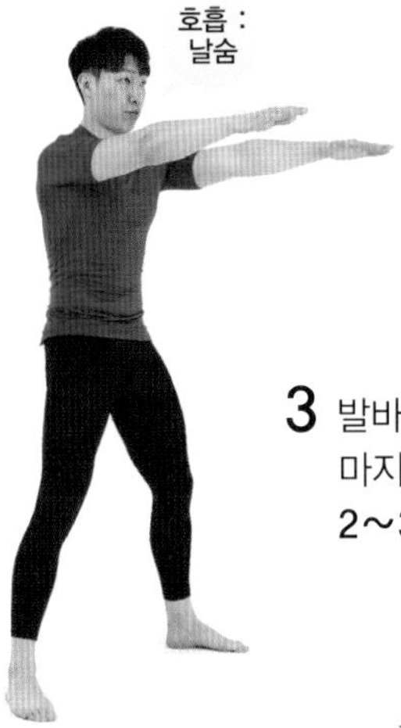

3 발바닥 전체로 지면을 밀어서 일어나고
마지막에 엉덩이에 힘을 주어 쪼여준다.
2~3을 반복한다.

TIP 앉을 때는 체중이 발뒤꿈치에 실리도록 한다.

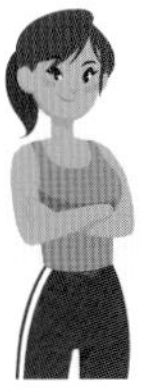

• 주의사항 •

• 무릎이 안쪽으로
모이지 않도록 벌린다.

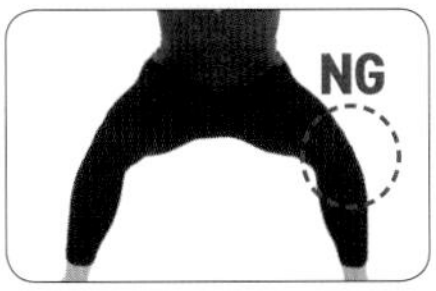

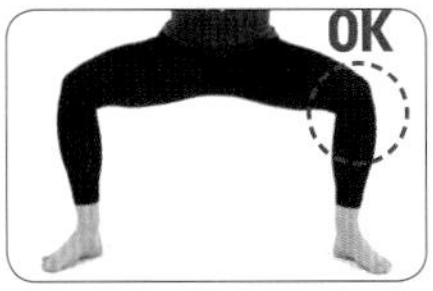

운동3
사이클크런치

20초 운동 뒤 10초 휴식,
이를 4회 반복

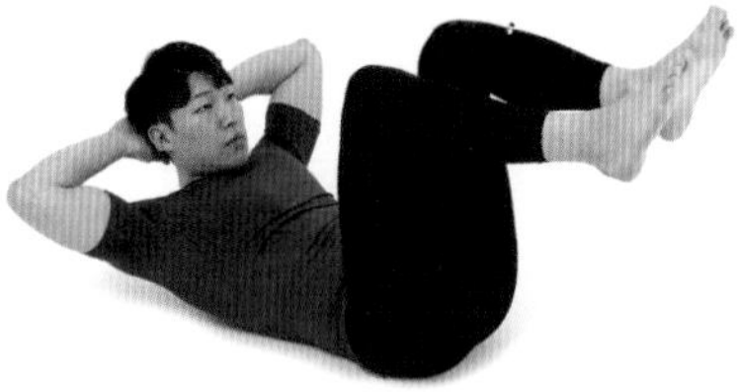

1 누운 상태에서 양쪽 다리를 들고 양손은 깍지 껴 뒤통수에 댄 뒤 상체를 들어 올린다.

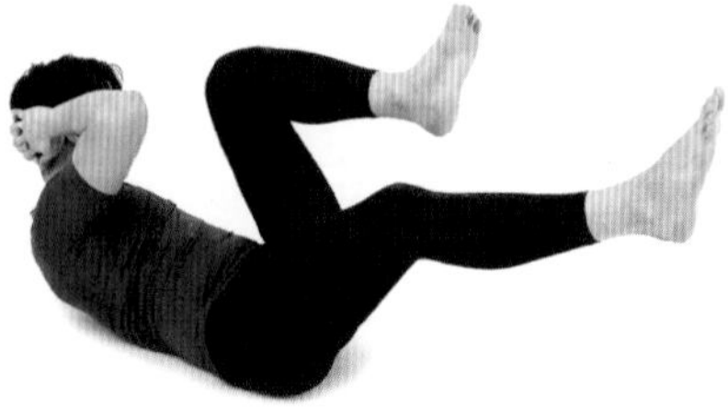

2 몸통을 비틀어서 오른쪽 팔꿈치와 왼쪽 무릎을 모은다.

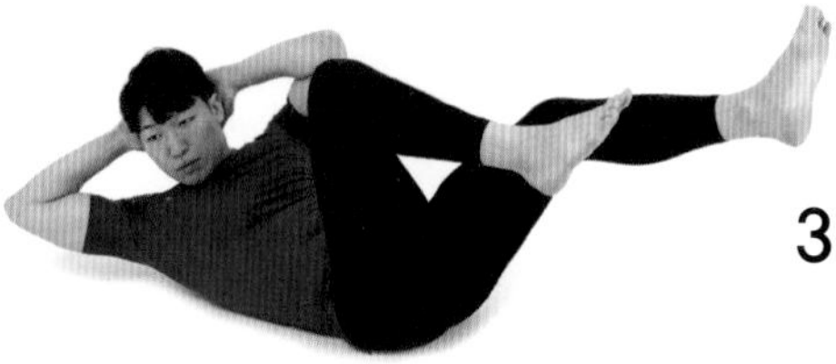

3 몸통을 비틀어서 왼쪽 팔꿈치와 오른쪽 무릎을 모은다. 2~3을 반복한다.

TIP 팔꿈치와 무릎을 모을 때 숨을 강하게 내쉰다.

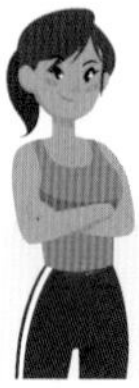

• 주의사항 •

- 목을 당기지 않는다.

운동4
마운틴클라이머

20초 운동 뒤 10초 휴식,
이를 4회 반복

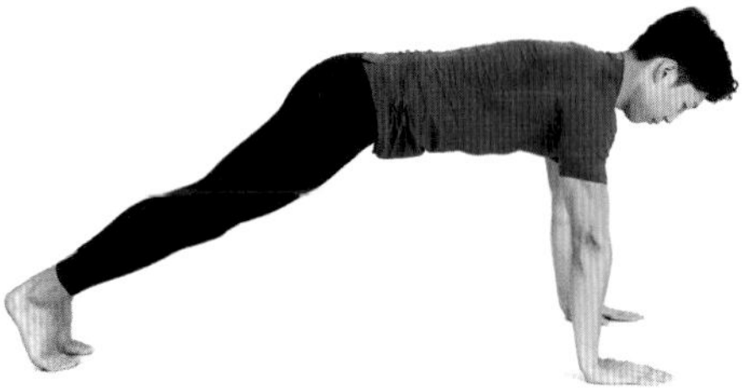

1 양팔은 지면과 수직으로 세우고 다리는 뒤로 뻗어 엎드린다.

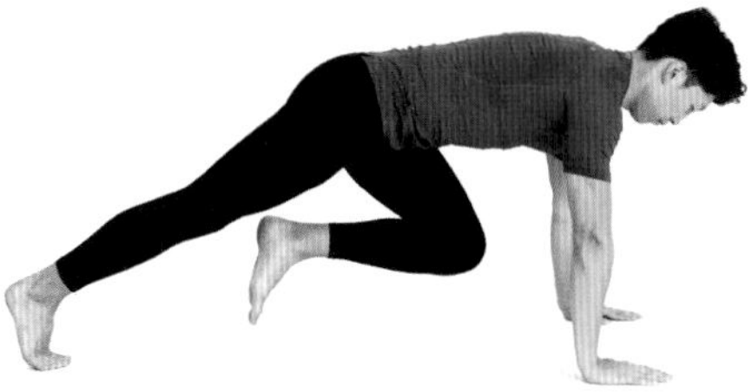

2 왼쪽 무릎을 가슴 쪽으로 당긴다.

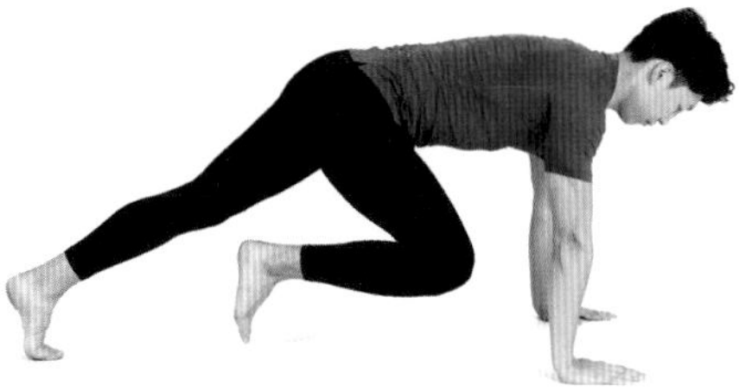

3 오른쪽 무릎을 가슴 쪽으로 당긴다. 2~3을 반복한다.

TIP 무릎을 가슴 쪽으로 당길 때 숨을 강하게 내쉰다.

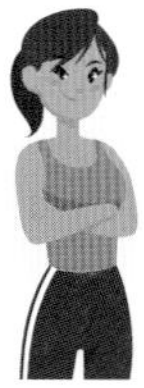

• 주의사항 •

- 허리가 너무 꺾이지 않도록 배에 힘을 준 상태로 실시한다.
- 엉덩이를 너무 위로 들지 않는다.

3

암워킹·만세런지·러시안트위스트·팔다리 앞으로 뻗기

운동1

암워킹

20초 운동 뒤 10초 휴식,
이를 4회 반복

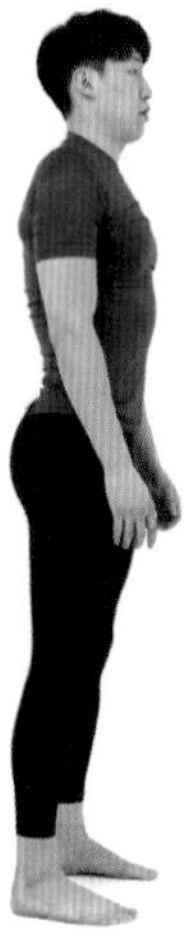

1 다리를 어깨너비로 벌리고 선다.

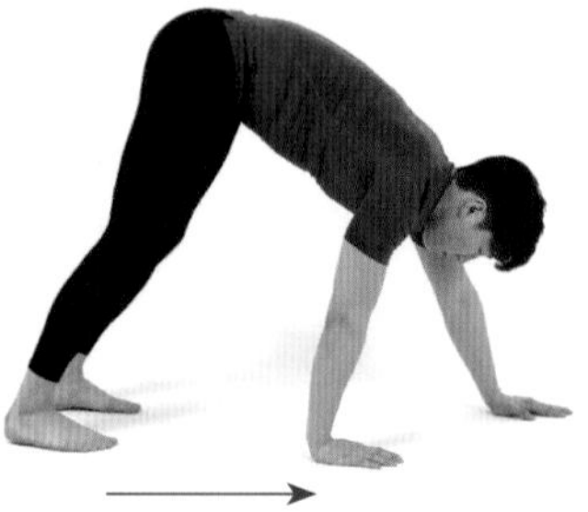

2 상체를 숙여
바닥에 손바닥을 대고
앞으로 나간다.

3 완전히 엎드린 자세가 되면
다시 반대로 바닥을 짚으며 돌아가 일어난다.
1~3을 반복한다.

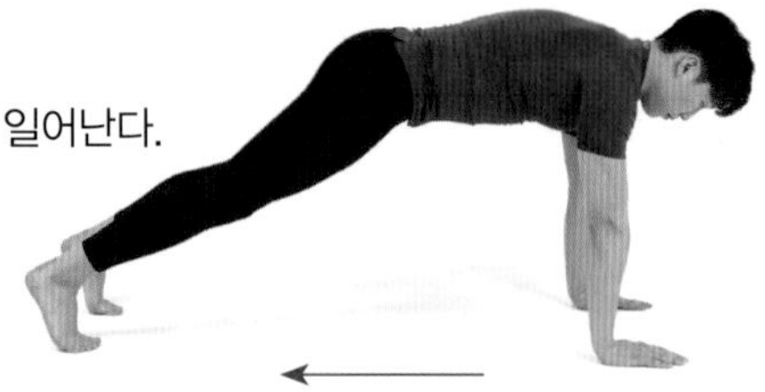

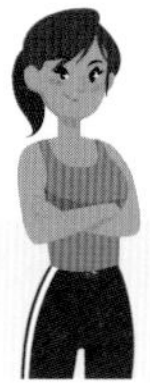

TIP 호흡은 자연스럽게 한다.

주의사항

- 완전히 엎드렸을 때 허리가 꺾이지 않도록 한다.

운동2

만세런지

20초 운동 뒤 10초 휴식,
이를 4회 반복

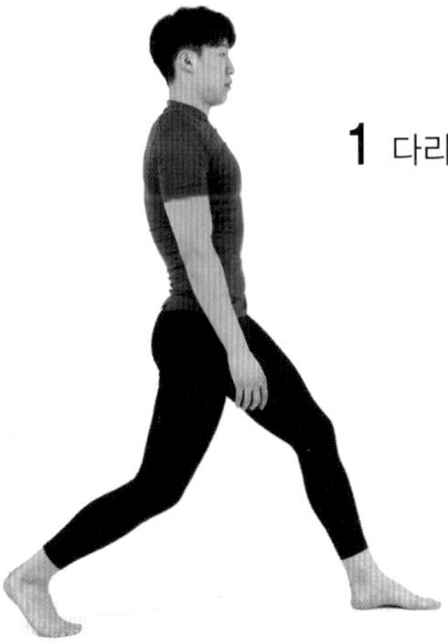

1 다리를 앞뒤로 두 걸음 정도 벌린다.

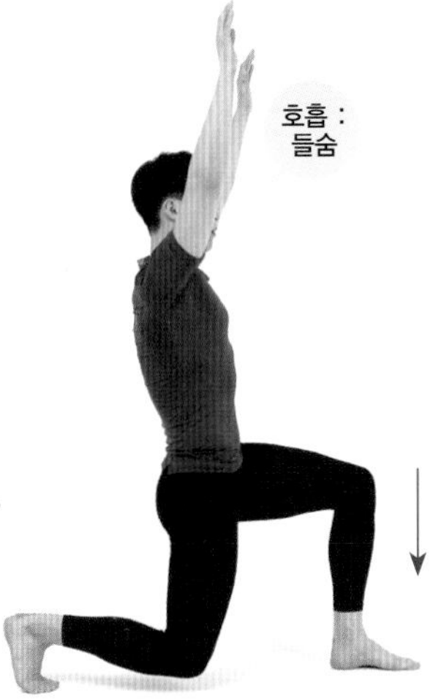

2 양팔을 위로 뻗으면서
양쪽 무릎을 굽혀 내려간다.

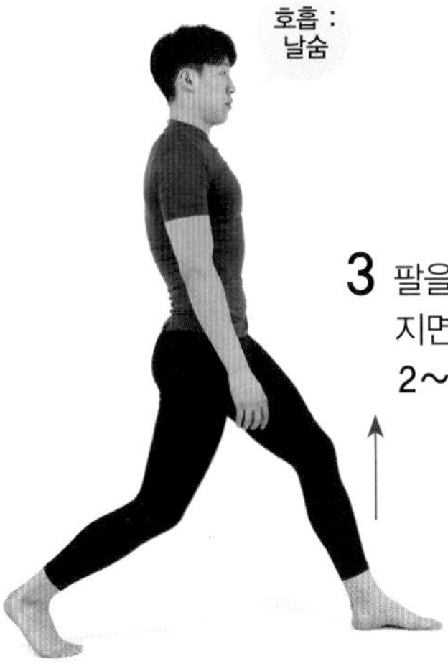

3 팔을 내리면서 발바닥 전체로
지면을 밀어서 일어난다.
2~3을 반복한다.

TIP
- 뒤쪽 발의 발뒤꿈치를 든다.
- 1회 종료 시 발을 바꾸어서 진행한다.

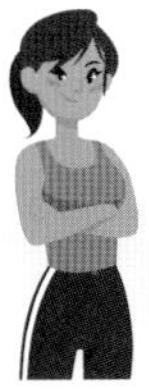

주의사항
- 허리를 앞으로 숙이지 않는다.

운동3

러시안트위스트

20초 운동 뒤 10초 휴식,
이를 4회 반복

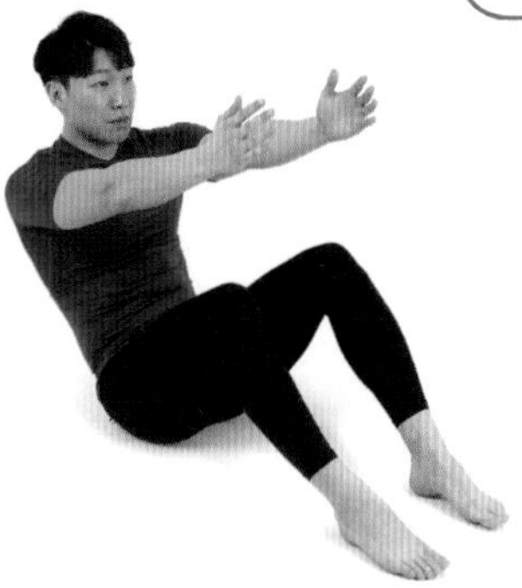

1 바닥에 앉아 상체를 뒤로 기울이고 양팔을 앞으로 뻗는다.

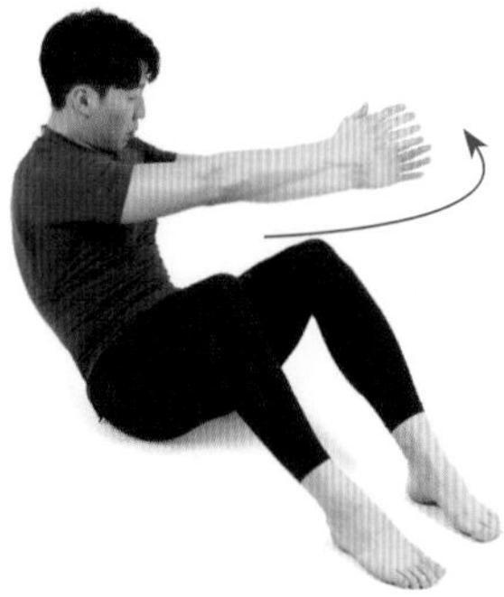

2 시선과 몸통 모두 왼쪽으로 돌린다.

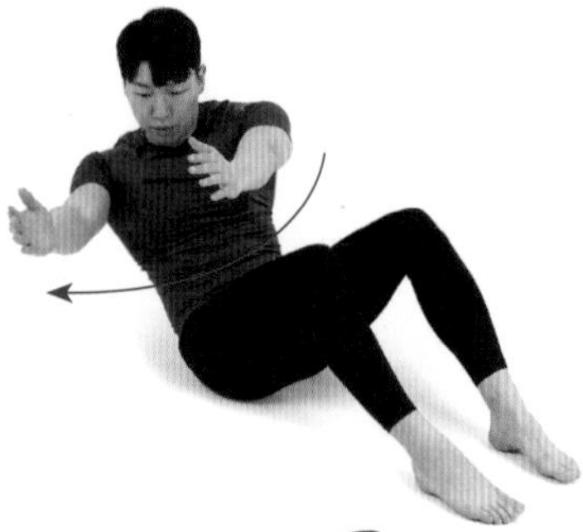

3 같은 방법으로 오른쪽으로 돌린다. 2~3을 반복한다.

TIP

- 몸통을 돌릴 때 숨을 강하게 내쉰다.
- 배꼽을 허리 쪽으로 당겨 배의 긴장을 유지한다.

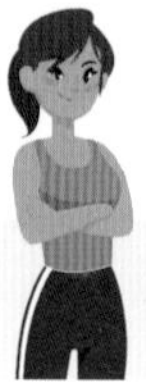

• 주의사항 •

- 허리가 꺾이지 않도록 한다.

운동4

팔다리 앞으로 뻗기

20초 운동 뒤 10초 휴식,
이를 4회 반복

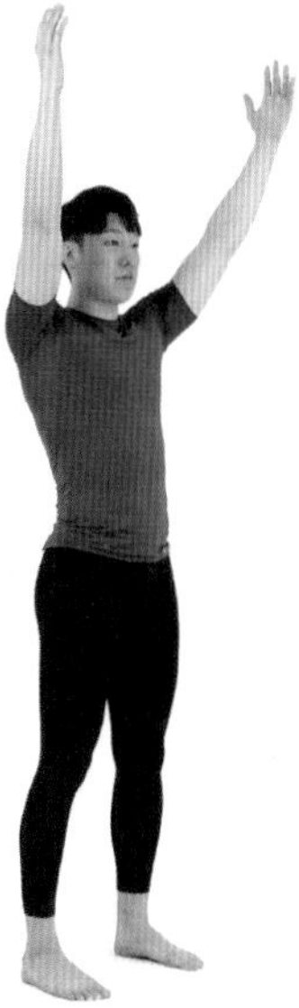

1 발을 어깨너비 정도로 벌리고 선 후
양팔을 위로 들어 올린다.

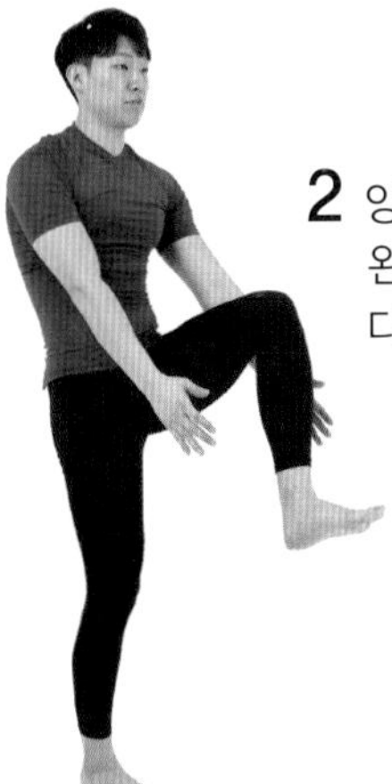

2 양팔을 아래로 뻗고
왼쪽 무릎을 접어 위로 들어 올린 뒤
다시 1의 자세로 돌아간다.

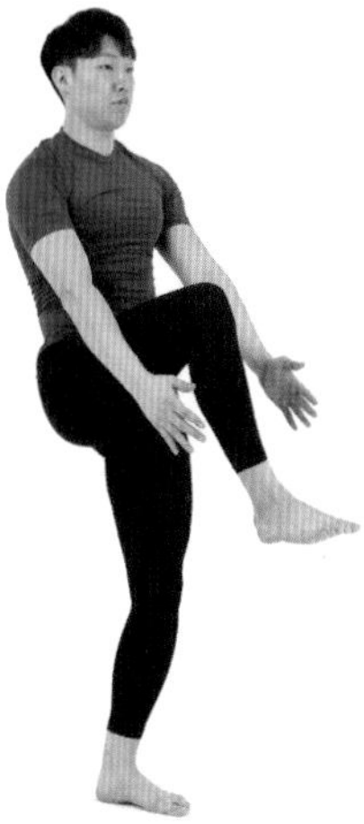

3 오른쪽도 같은 방법으로 실시한 뒤
다시 1의 자세로 돌아간다.
1→2와 1→3을 반복한다.

TIP 팔을 아래로 뻗을 때 숨을 내쉰다.

4

물병로우 · 스쿼트 · 의자 무릎당기기 · 전신 사이드스텝

운동1

물병로우

20초 운동 뒤 10초 휴식, 이를 4회 반복

•준비물 : 물병

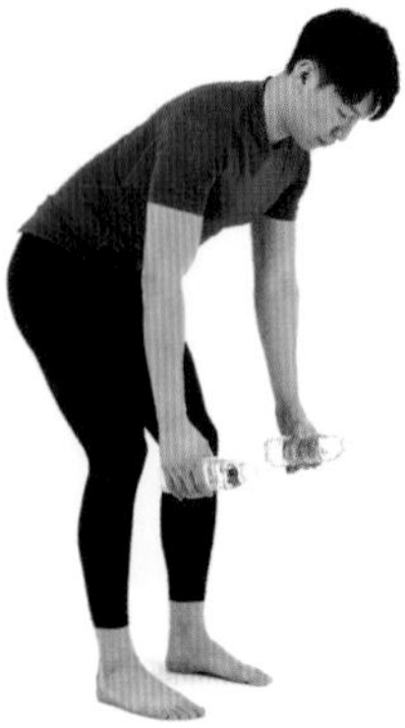

1 물병을 들고 엉덩이를 뒤로 빼고 선다.
무릎은 살짝 구부리고
상체는 앞으로 숙인다.

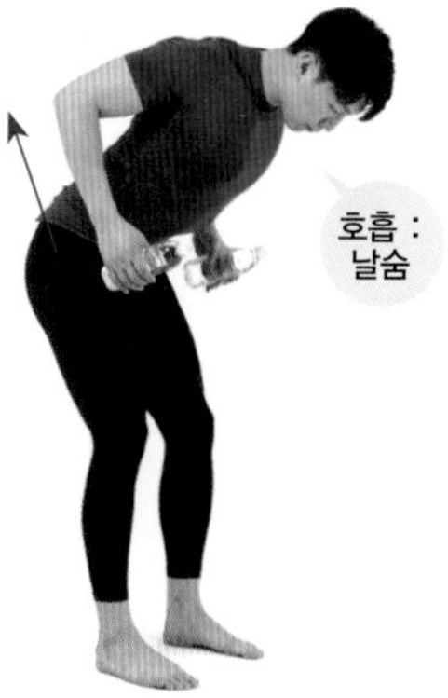

2 팔꿈치를 구부려
물병을 배꼽 쪽으로 당긴다.

호흡 : 날숨

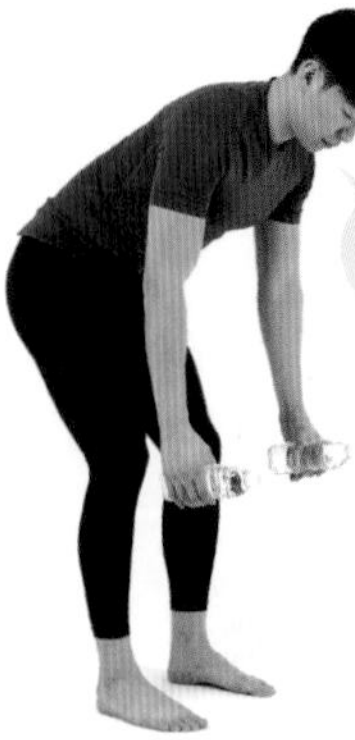

호흡 : 들숨

3 팔을 편다.
2~3을 반복한다.

어깨뼈를 모은다는 느낌으로 물병을 당긴다.

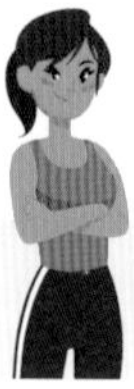

• 주의사항 •

• 턱을 당긴 상태를 유지한다.

운동2

스쿼트

20초 운동 뒤 10초 휴식,
이를 4회 반복

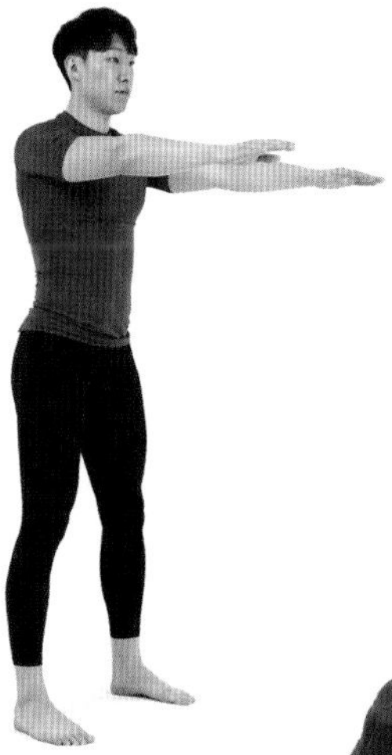

1 다리는 골반 너비보다 살짝 넓게 벌린다.

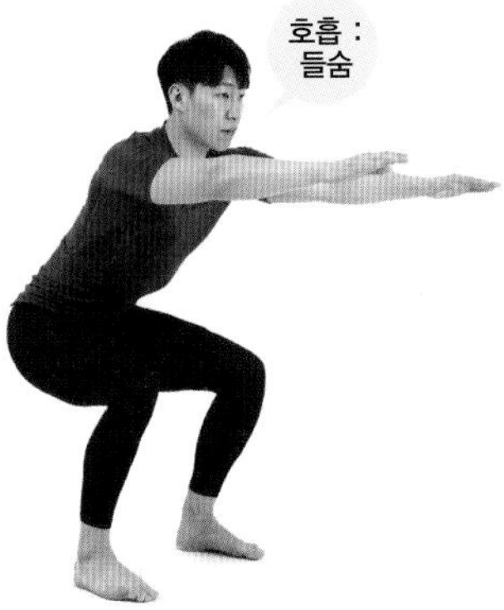

2 엉덩이를 뒤로 빼는 동시에 버티면서 앉는다.

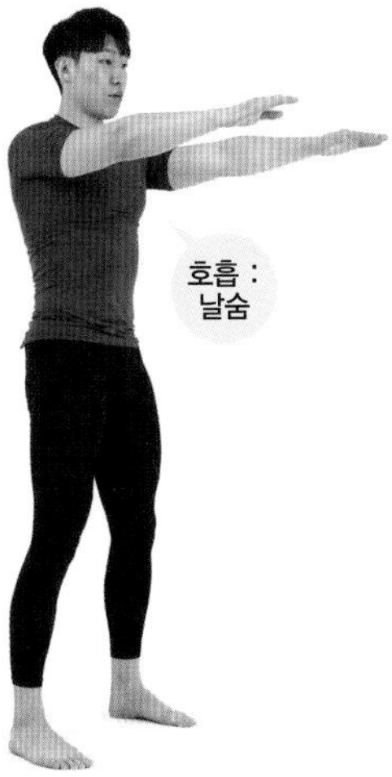

3 올라오면서 엉덩이에 힘을 주어 쪼여준다. 2~3을 반복한다.

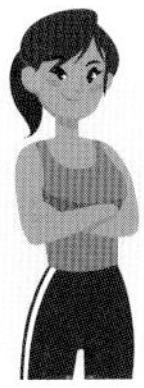

• 주의사항 •

- 무릎이 안쪽으로 모이지 않도록 한다.
- 저항을 느끼면서 앉는다.

운동3

의자 무릎당기기

20초 운동 뒤 10초 휴식, 이를 4회 반복

•준비물 : 의자

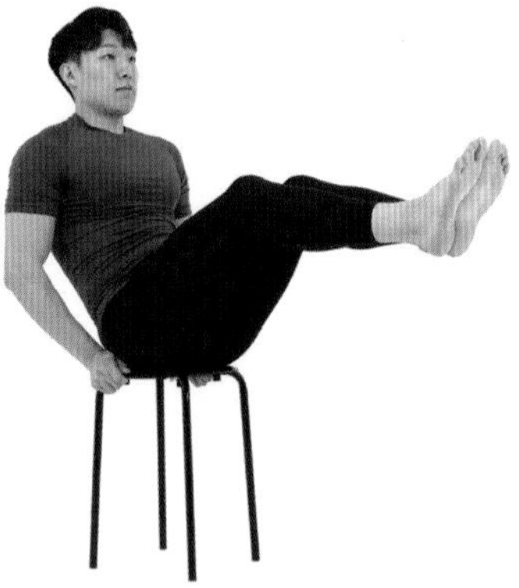

1 의자에 앉아 다리를 들어 올린 뒤 양손으로 몸 뒤쪽 의자를 잡고 무릎을 살짝 구부린다.

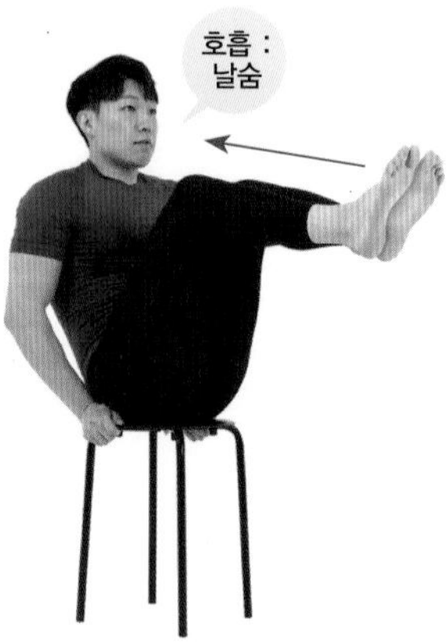

2 무릎을 가슴 쪽으로 당긴다.

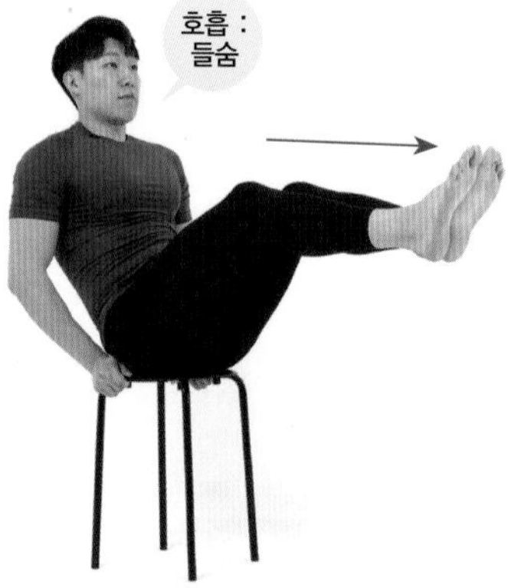

3 다리를 뻗는다.
2~3을 반복한다.

TIP 다리를 뻗을 때 무릎을 다 펴지 않는다.

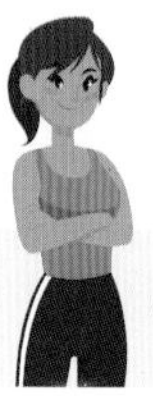

• 주의사항 • • 목을 앞으로 내밀지 않는다.

운동4

전신 사이드스텝

20초 운동 뒤 10초 휴식,
이를 4회 반복

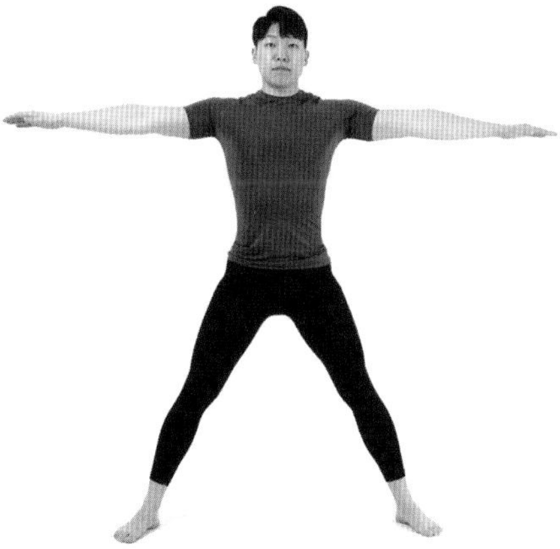

1 다리는 넓게 벌리고
팔은 양옆으로 뻗는다.

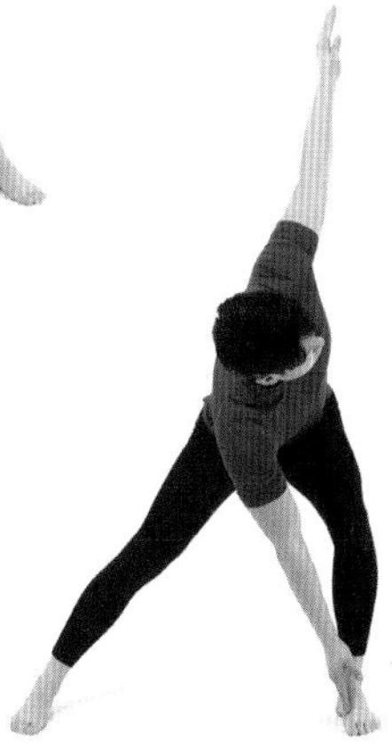

2 왼쪽 무릎을 구부리고
반대쪽 다리는 뻗는다.
이때 상체를 숙여
오른손으로 왼쪽 발등을
터치한다.

3 같은 방법으로
왼손으로 오른쪽 발등을 터치한다.
1→2와 1→3을 반복한다.

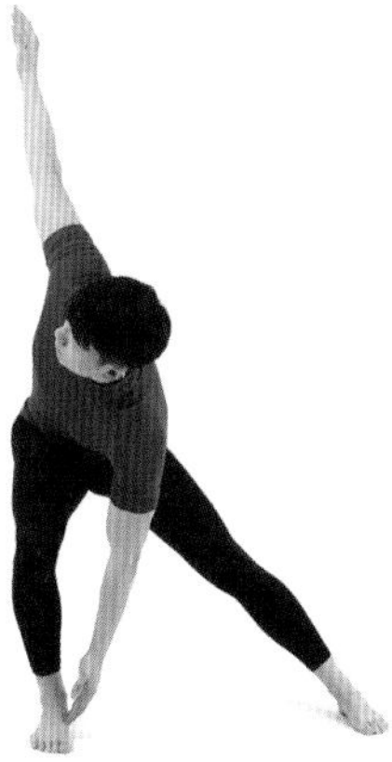

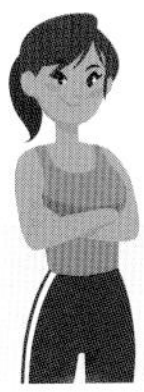

TIP 호흡은 자연스럽게 한다.

주의사항

- 턱을 당기고 허리를 편다.

5

니 푸시업·점프스쿼트·엉덩이 들어 올리기·버피테스트

운동1

니 푸시업

20초 운동 뒤 10초 휴식,
이를 4회 반복

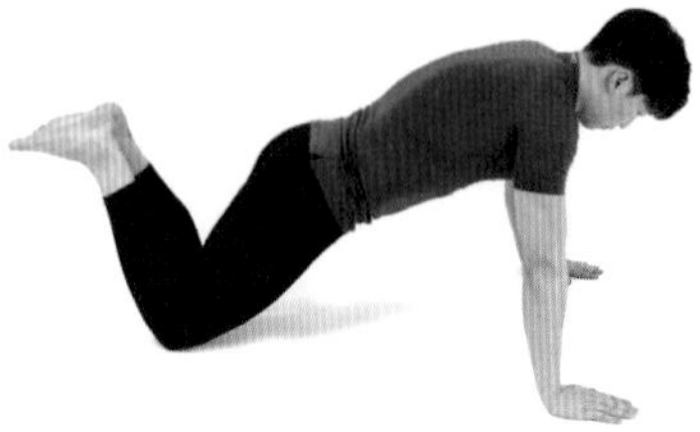

1 무릎을 바닥에 대고 발은 들어 올린다.
양손은 아래로 뻗어
목 정면 바닥에 위치시킨다.

2 팔꿈치를 구부려
상체를 내린다.

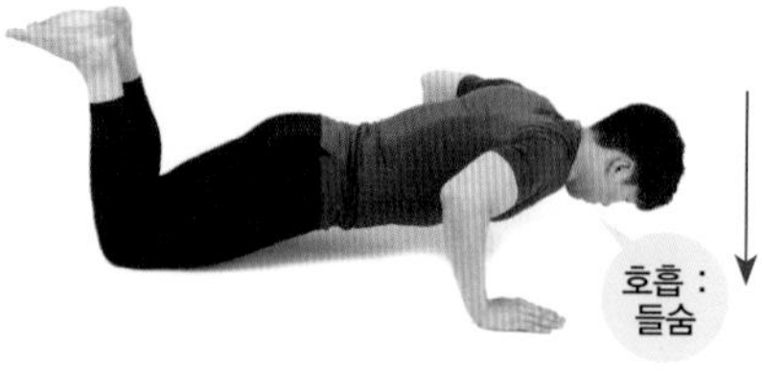

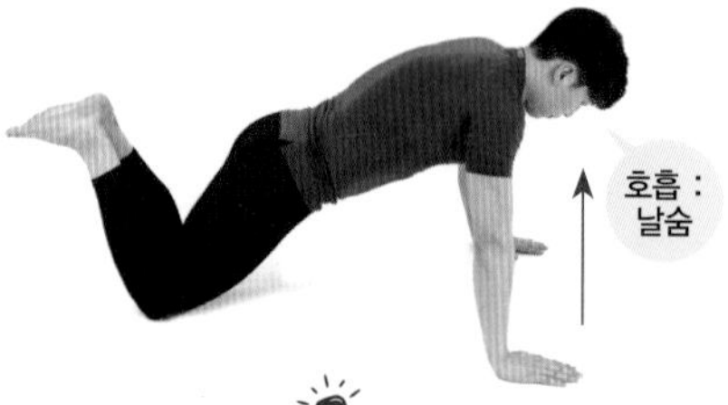

3 팔을 쭉 편다.
2~3을 반복한다.

TIP

- 양팔은 어깨너비의 1.5배 정도로 벌린다.
- 팔꿈치를 구부렸을 때 팔꿈치 각도가 70도로 유지되도록 한다.

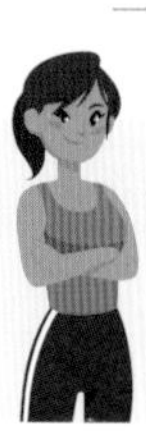

주의사항

- 허리가 꺾이지 않도록 한다.
- 팔꿈치가 너무 벌어지지 않도록 한다.

운동2

점프스쿼트

20초 운동 뒤 10초 휴식,
이를 4회 반복

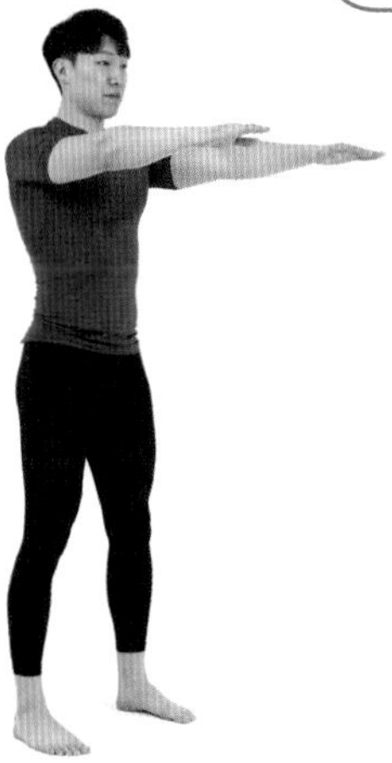

1 다리는 골반 너비보다 살짝 넓게 벌리고
손은 앞으로 뻗는다.

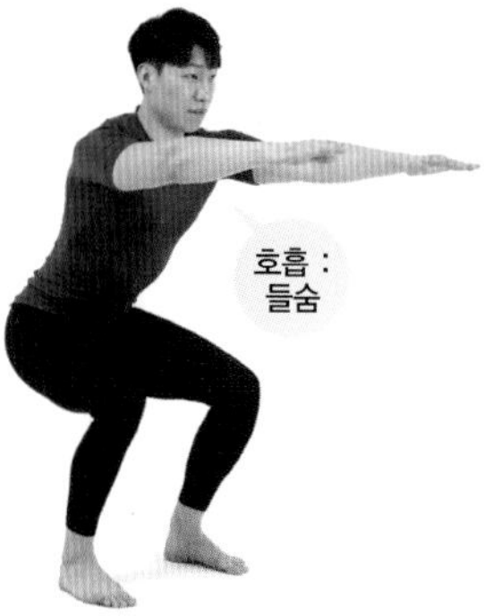

2 엉덩이를 뒤로 빼는 동시에
버티면서 앉는다.

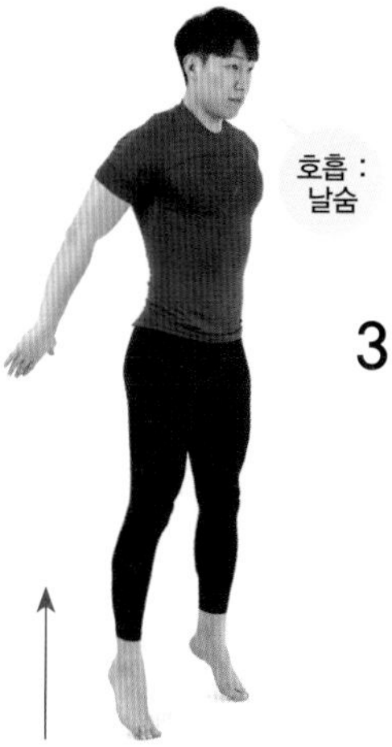

3 팔을 뒤로 뻗으면서
위로 점프하여 일어난다.
2~3을 반복한다.

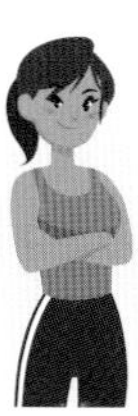

• 주의사항 •

- 저항을 느끼면서 앉는다.
- 허리를 편다.

운동3

엉덩이 들어 올리기

**20초 운동 뒤 10초 휴식,
이를 4회 반복**

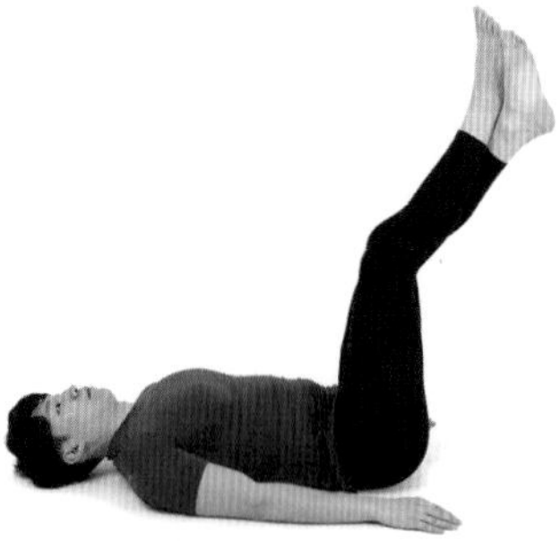

1 누운 상태에서 양쪽 다리를 꼬아 위로 들어 올린다.

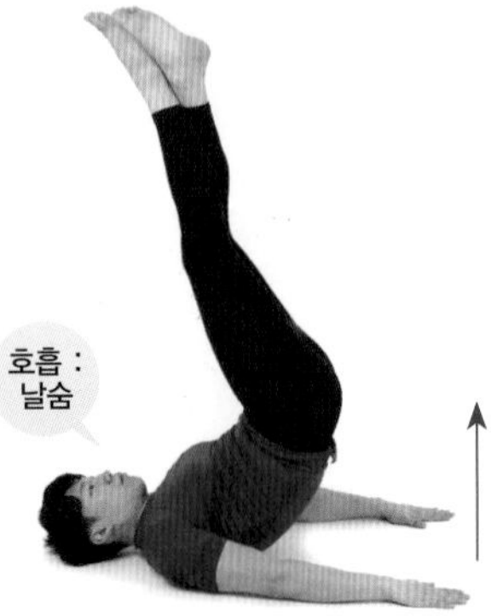

2 양손으로 바닥을 누르며 골반을 위로 들어 올린다.

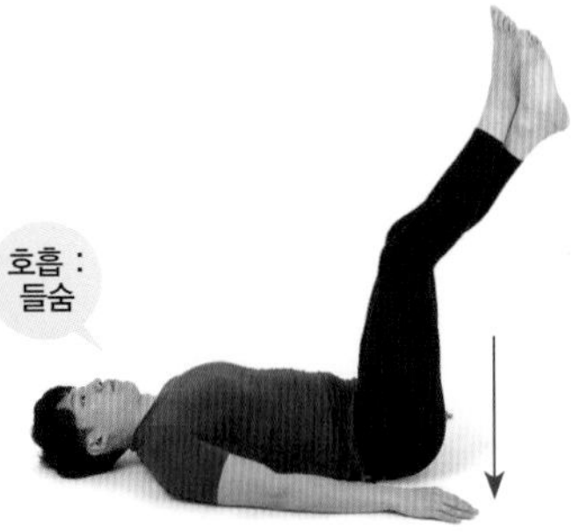

3 숨을 들이마시는 동시에 배에 힘을 주며 내려온다. 2~3을 반복한다.

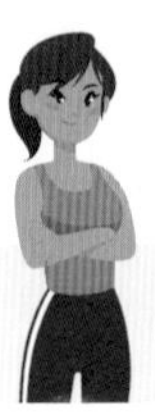

• 주의사항 •

• 다리를 밑으로 내리지 않는다.

운동4

버피테스트

20초 운동 뒤 10초 휴식,
이를 4회 반복

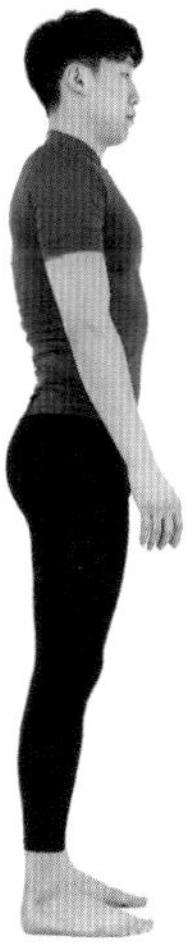

1 어깨너비로 발을 벌리고 선다.

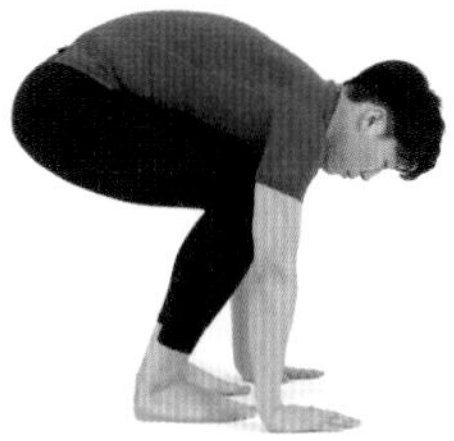

2 상체를 숙여 양손으로 바닥을 짚는다.

3 양쪽 다리를 동시에 뒤로 뻗고,
역순으로 돌아가 다시 일어난다.
1~3을 반복한다.

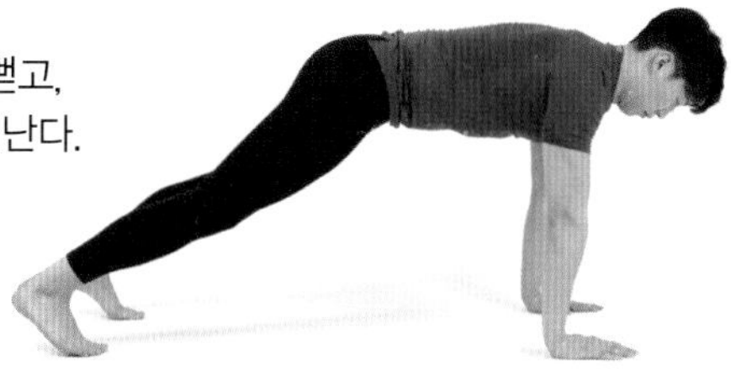

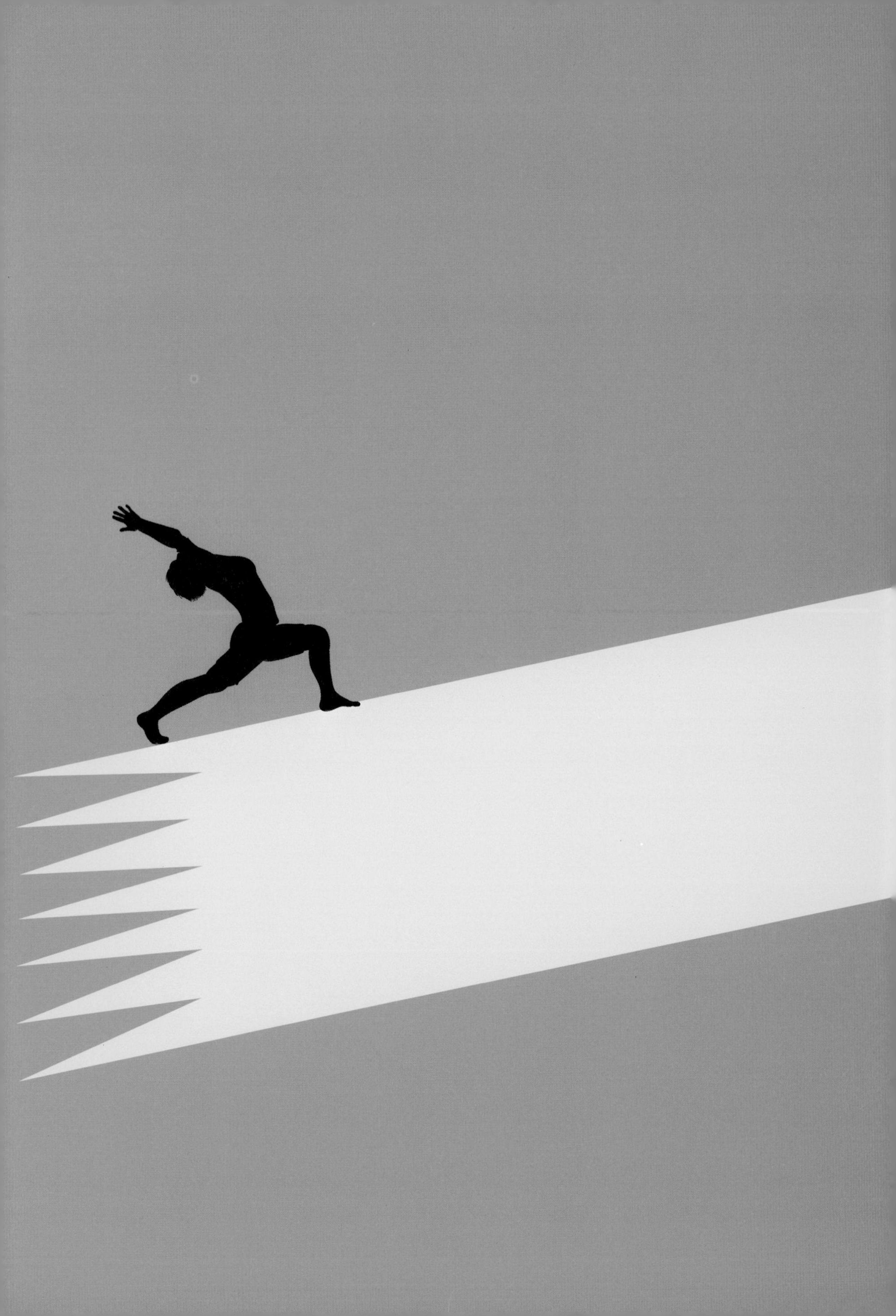

5장

수험생 상황별 긴급 처방 솔루션

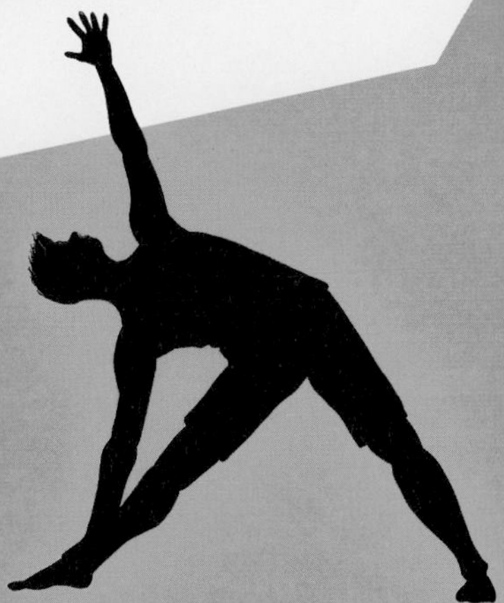

장시간 공부를 하다 보면 눈이 침침해져 글씨가 잘 안 보이거나, 공부하는 도중 잠이 쏟아지는 등 학업에 방해가 되는 여러 가지 상황들을 마주하게 된다. 이러한 상태에서 무리해서 공부를 계속하면 집중력뿐만 아니라 공부 효율도 매우 떨어지게 될 것이다. 공부하는 중간중간 아래 소개된 6가지 경우를 마주한다면, 공부를 잠시 멈추고 짧은 시간 긴급 처방 마사지와 스트레칭 솔루션을 통해 즉각적으로 컨디션과 집중력을 끌어올려보자.

긴급 처방이 필요한 상황

❶ 눈이 침침해졌을 때

❷ 팔과 손이 저릴 때

❸ 손목이 아플 때

❹ 잠이 쏟아질 때

❺ 어깨가 뻐근할 때

❻ 어깨에서 뚝뚝 소리가 날 때

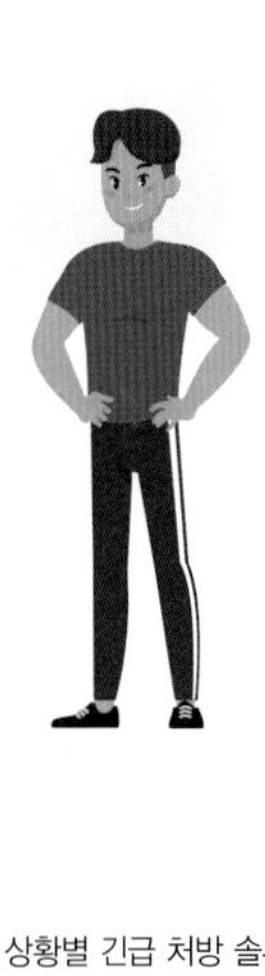

1

눈이 침침해졌을 때

오랜 시간 집중해 공부하다 보면 글씨가 흐릿하게 보일 때가 있다. 한 자세로 오랜 시간 동안 공부를 하면 눈과 관련된 근육들이 피로해져 글씨가 흐릿하게 보이는 것이다. 이때 잠깐 시간을 내어 눈 관련 근육들을 풀어주기만 해도 좋은 효과를 볼 수 있다.

손가락으로 목 당기기

양쪽 각각 1분 30초 반복

• 준비물 : 의자

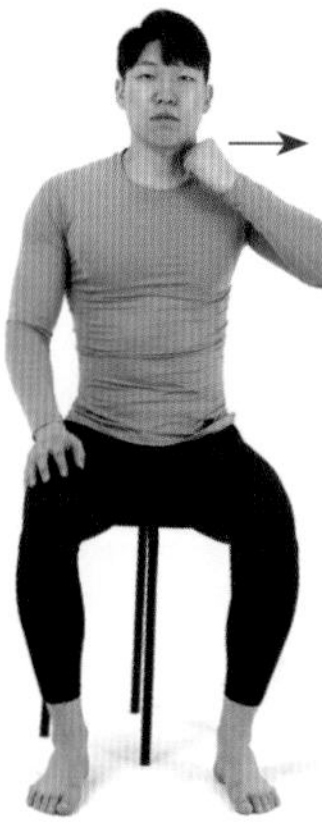

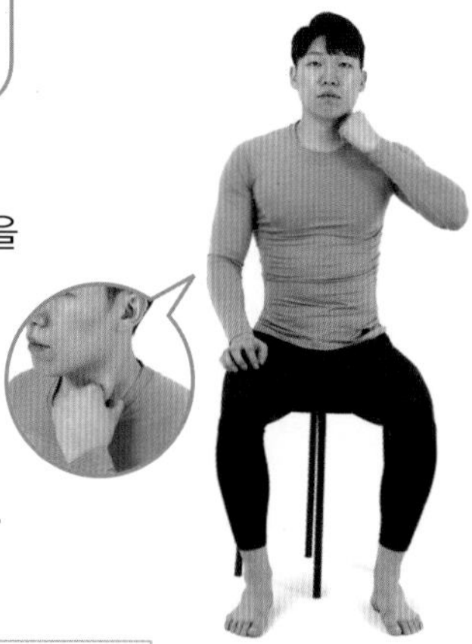

1 의자에 앉아서
귀밑에서 쇄골로 이어지는 부분을
엄지와 검지로 잡는다.

2 손가락으로 잡은 부분을
바깥쪽으로 당겨 1분 30초간 유지한다.

TIP 한쪽이 끝나면 반대쪽도 같은 방법으로 반복한다.

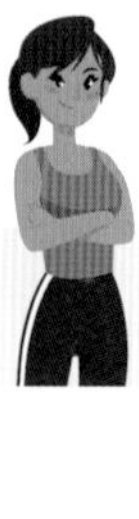

• 주의사항 •

• 너무 강하게 당기지 않는다.

가슴 누르며 고개 돌리기

양쪽 각각 5회 반복
•준비물 : 의자

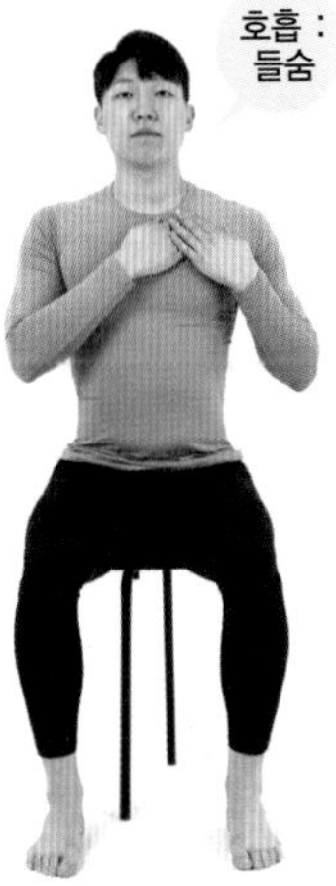

1 의자에 앉아
한쪽 쇄골 바로 아래 가슴에
양손을 올린다.

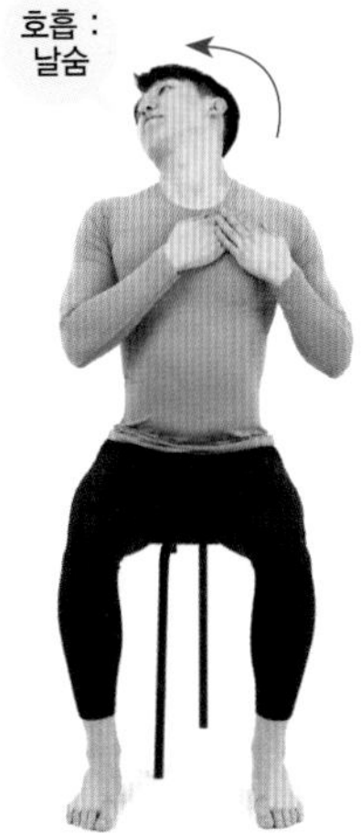

2 손을 올린 반대 방향의 대각선 위쪽으로
고개를 돌리고 10초간 유지한다.
1~2를 반복한다.

TIP 한쪽이 끝나면 반대쪽도 같은 방법으로 반복한다.

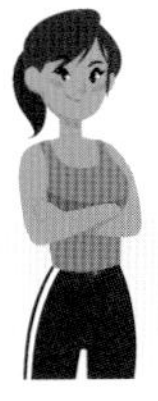

• 주의사항 • • 어깨가 올라가지 않도록 한다.

뒤통수 당기며 고개 돌리기

5회 반복
•준비물 : 의자

호흡 : 들숨

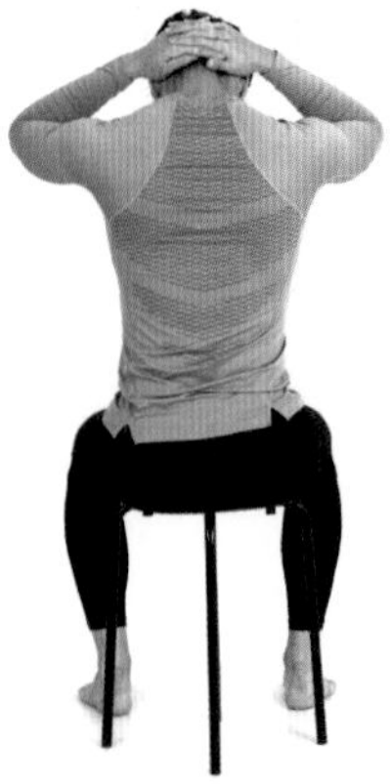

1 의자에 앉아
양손을 깍지 끼고 뒤통수에 놓은 뒤
고개를 아래로 당긴다.

호흡 : 날숨

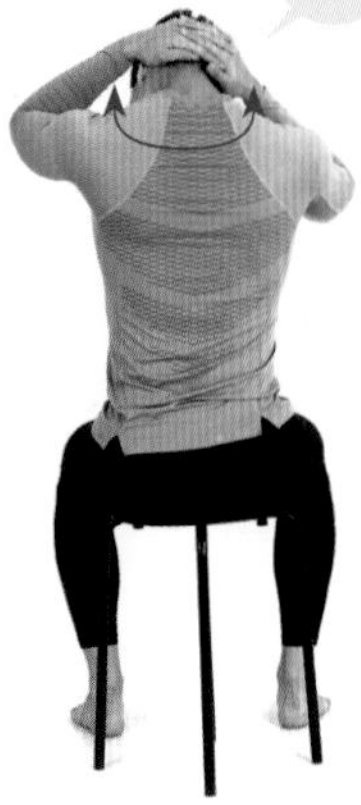

2 고개를 당긴 상태에서
10초간 좌우로 천천히 돌린다.
1~2를 반복한다.

TIP 턱을 당긴다.

2

팔과 손이 저릴 때

구부정한 자세로 공부를 하다 보면 손이나 팔이 저릴 수 있다. 이것은 목에서 팔로 가는 신경이 목 아래 가슴 부분을 지나가다가 비정상적으로 눌려 일어나는 문제다. 잠시 펜을 책상에 내려놓고 문제를 일으킨 가슴 주변의 근육들을 풀어주어 이러한 증상들을 해결해보자.

마사지볼로 목 풀기

3분 반복
•준비물 : 마사지볼, 의자

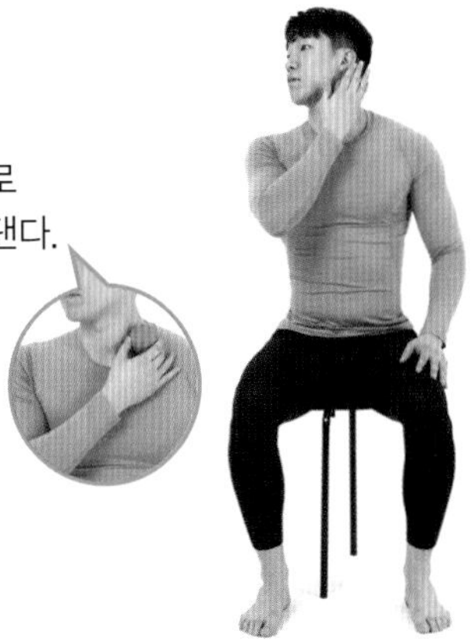

1 의자에 앉아 저린 팔의 반대쪽으로 고개를 돌리고 마사지볼을 목에 댄다.

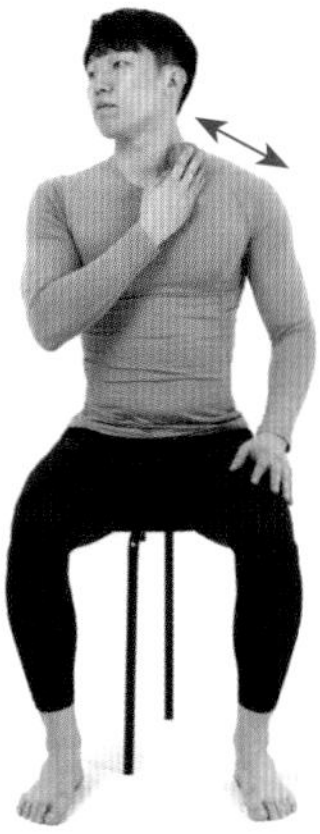

2 마사지볼을 얼굴 쪽에서 쇄골 쪽으로 누르면서 3분간 굴려준다.

TIP 양쪽 팔과 손이 모두 저리면 양쪽 모두 풀어준다.

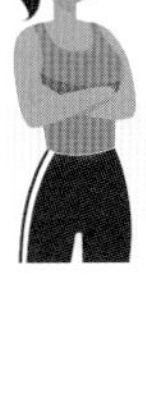

• 주의사항 • 너무 강하게 누르지 않는다.

쇄골 누르며 고개 젖히기

5회 반복
• 준비물 : 의자

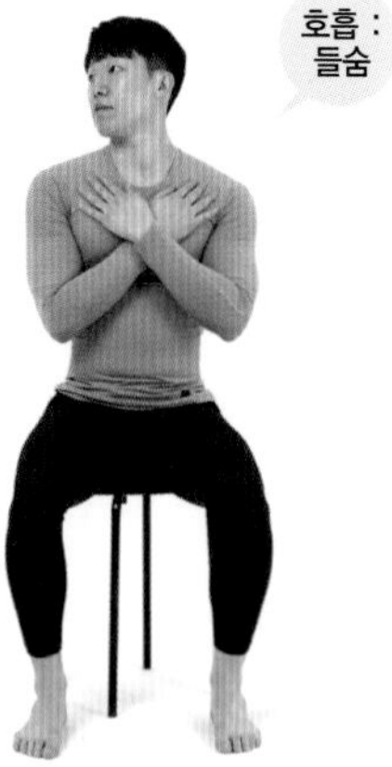

1 의자에 앉아 양쪽 손바닥이 각각 반대쪽 쇄골에 얹어지도록 엇갈려 포갠 뒤 저린 팔의 반대쪽으로 고개를 45도 정도 돌린다.

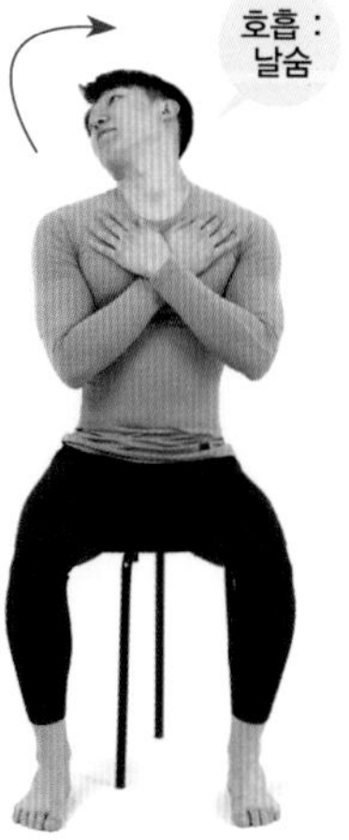

2 손으로 쇄골을 지그시 누르며 반대 방향 어깨에 뒤통수가 닿는다는 느낌으로 고개를 젖혀 10초간 유지한다.
1~2를 반복한다.

TIP 양쪽 팔과 손이 모두 저리면 양쪽 모두 풀어준다.

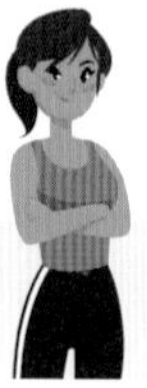

주의사항
• 쇄골이 올라가지 않도록 한다.

엎드려 팔 움직이기

3분 반복

•준비물 : 마사지볼

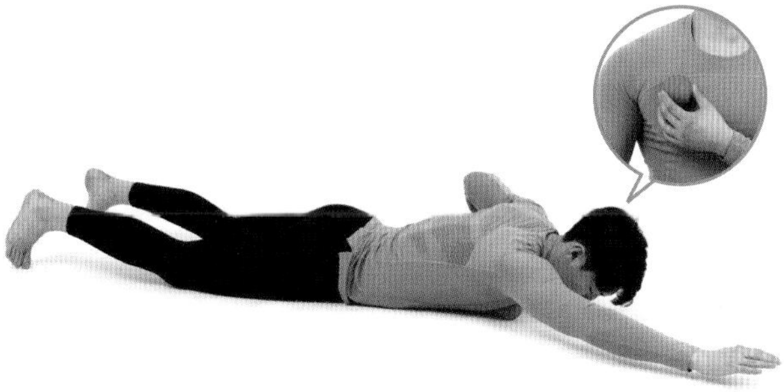

1 엎드린 상태에서 저린 팔의 겨드랑이 옆쪽 가슴에 마사지볼을 대고 팔을 뻗는다.

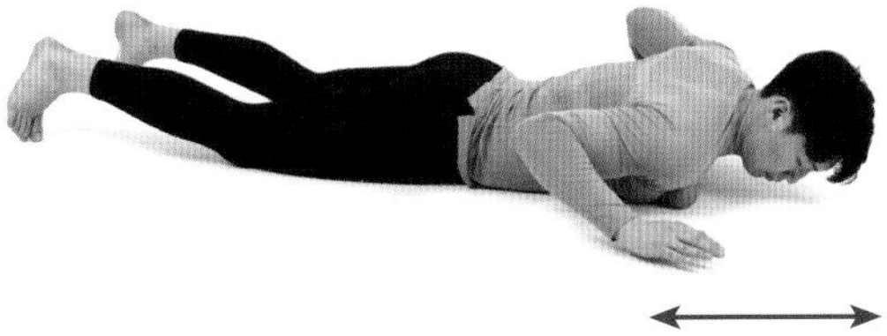

2 뻗은 팔을 위아래로 3분간 움직인다.

TIP 양쪽 팔과 손이 모두 저리면 양쪽 모두 풀어준다.

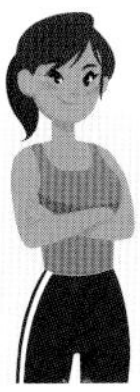

주의사항

• 통증이 너무 심하면
팔을 움직이지 않고 고정된 상태로 눌러준다.

의자에 팔 올리고 상체 내리기

5회 반복

• 준비물 : 의자

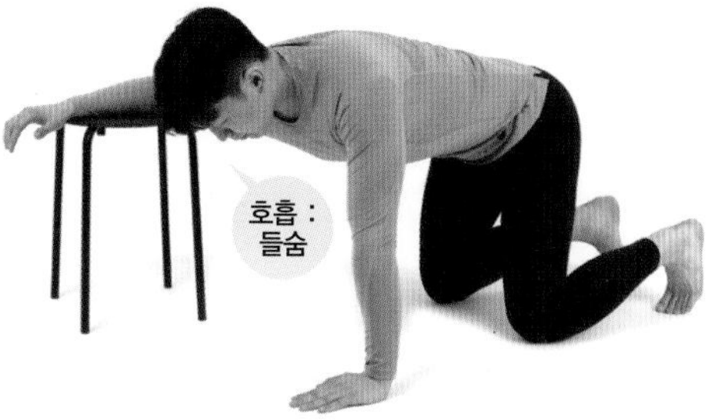

1 무릎을 세우고 엎드려
저린 팔을 의자 위에 올린다.

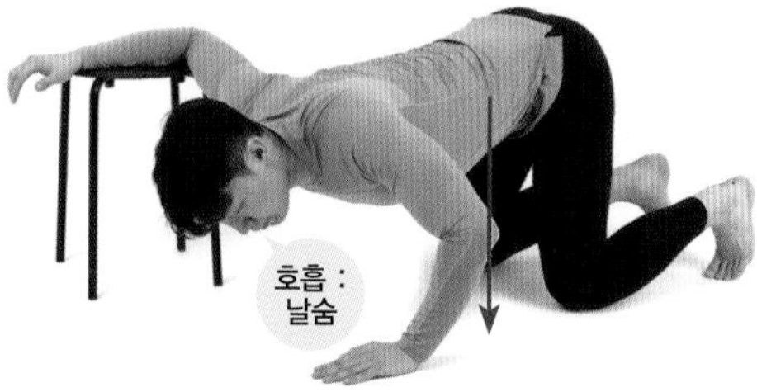

2 바닥을 짚은 팔을 구부리면서
상체를 아래로 내려 10초간 유지한다.
1~2를 반복한다.

TIP

- 가슴이 의자에 올린 팔의 팔꿈치보다 바닥과 가까워야 한다.
- 양쪽 팔과 손이 모두 저리면 양쪽 모두 풀어준다.

3

손목이 아플 때

문제를 풀거나 글씨를 쓰다 손목에서 통증이 느껴지는 경우가 있다. 매번 같은 자세로 힘을 주어 글씨를 쓰면 손목이 쉽게 피로해지기 때문이다. 또 의자가 책상에 비해 상대적으로 높을 때는 올바른 높이의 의자와 책상에 앉아서 공부할 때보다 손목이 더 꺾일 수 있다. 이때 손목 스트레칭을 하면 손목 주변에 있는 근육들의 긴장을 풀어줄 수 있다.

손 끝 당기기1

5회 반복
•준비물 : 의자

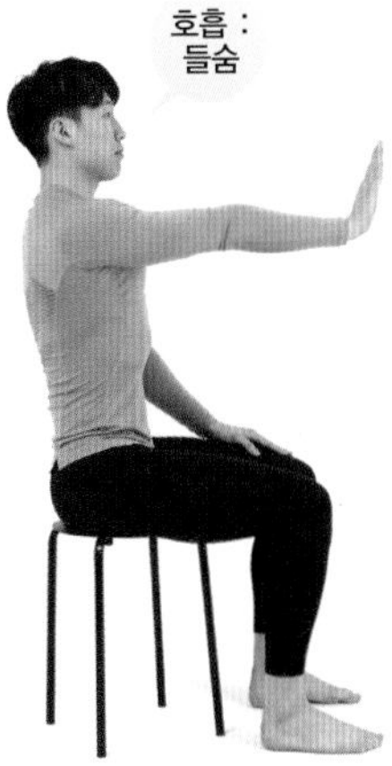

1 의자에 앉아
통증이 있는 손을 앞으로 뻗고
손바닥이 정면을, 손끝이 위를 향하도록 한다.

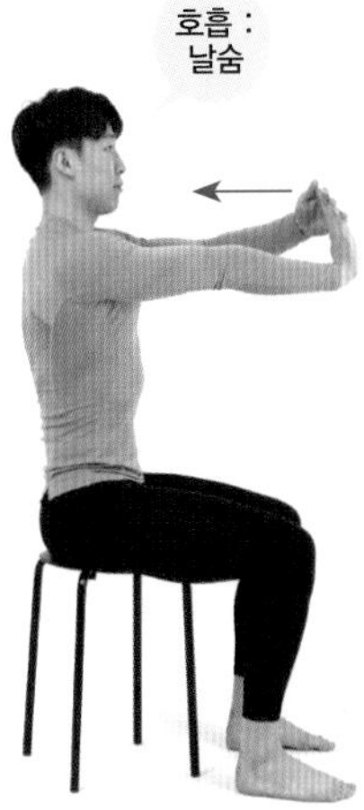

2 반대쪽 손으로 뻗은 손을
몸 쪽으로 당겨 10초간 유지한다.
1~2를 반복한다.

TIP
- 구부러진 손가락이 있다면 모두 펴준다.
- 양쪽 손목이 모두 아프면 양쪽 모두 풀어준다.

손 끝 당기기2

5회 반복

◦준비물 : 의자

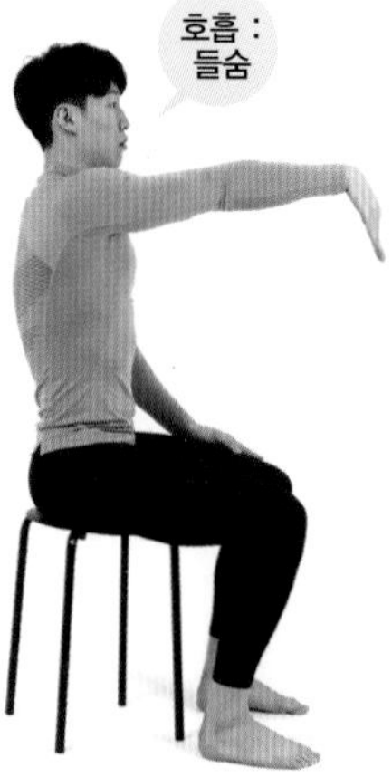

1 의자에 앉아 통증이 있는 손을 앞으로 뻗고 손등이 정면을, 손끝이 아래를 향하도록 한다.

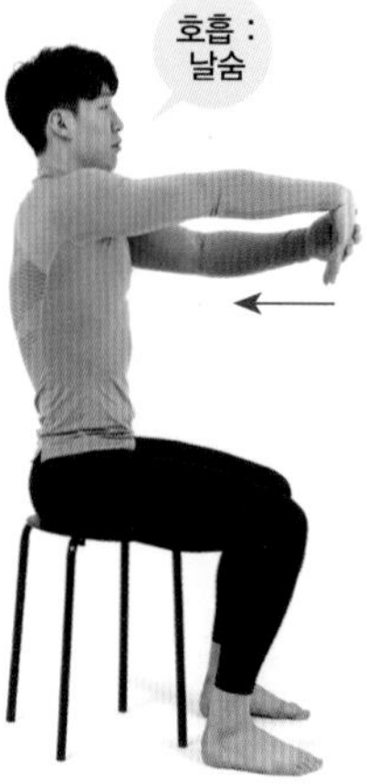

2 반대쪽 손으로 뻗은 손을 몸 쪽으로 당겨 10초간 유지한다. **1~2**를 반복한다.

TIP

- 구부러진 손가락이 있다면 모두 펴준다.
- 양쪽 손목이 모두 아프면 양쪽 모두 풀어준다.

주먹 쥐고 손목 당겼다 펴기

5회 반복

• 준비물 : 의자

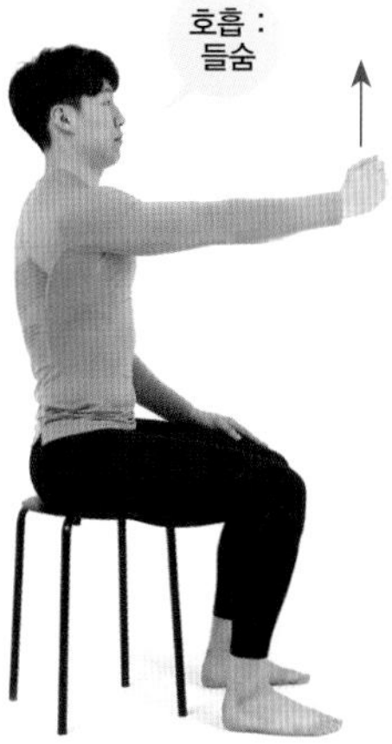

1 의자에 앉아 통증이 있는 손을 주먹을 쥐고 엄지손가락 쪽으로 손목을 당긴다.

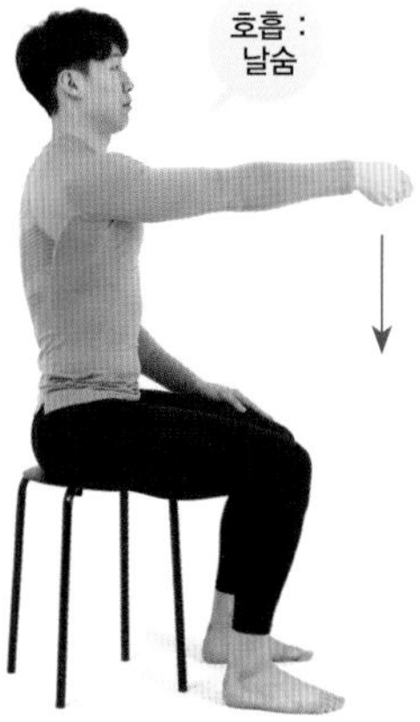

2 새끼손가락 쪽으로 손목을 천천히 쭉 펴 1~2를 10초간 반복한다.

• 손목을 가볍게 움직인다.

• 양쪽 손목이 모두 아프면 양쪽 모두 풀어준다.

4

잠이 쏟아질 때

잠을 늦게 자거나 식사 후 식곤증이 오면 공부를 하는 중에 졸음이 몰려오면서 집중력이 흐트러질 수 있다. 이때 머리 주변부 근육을 간단하게 케어하면 일시적으로 혈액순환이 활발해져 머리가 맑아지는 느낌이 들어 잠을 깨는 데 도움이 된다.

관자놀이 누르기

3분 반복
·준비물 : 의자

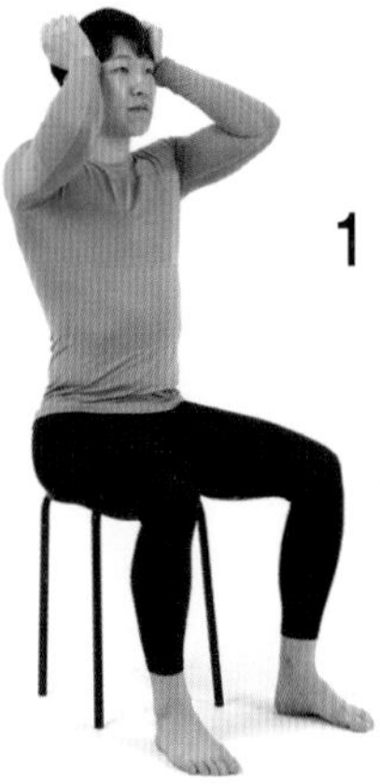

1 의자에 앉아 주먹 쥔 손의 손바닥을 눈과 귀가 이어지는 중간 부분에 놓는다.

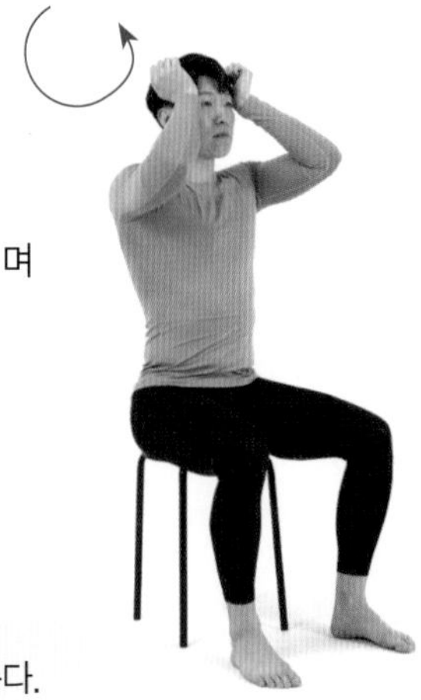

2 손바닥으로 원을 그리며 3분간 누른다.

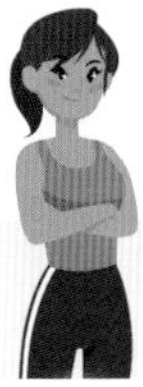

· 주의사항 ·

· 통증이 심할 경우 약하게 눌러준다.

관자놀이 늘리기

5회 반복
• 준비물 : 의자

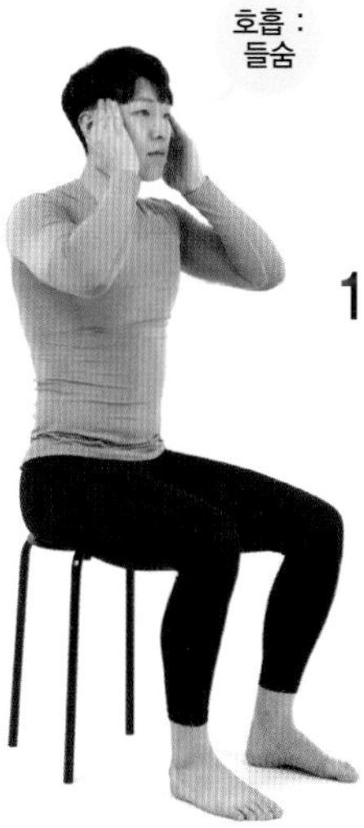

1 의자에 앉아 손가락으로
눈과 귀가 이어지는 중간 부분을 누른다.

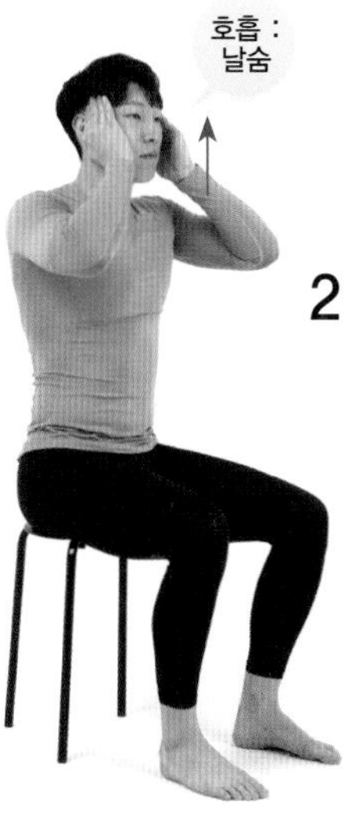

2 손가락으로 누른 상태에서
위쪽 방향으로 힘을 주어 늘려 10초간 유지한다.
1~2를 반복한다.

TIP 눈과 귀가 이어지는 중간 부분을
전체적으로 골고루 눌러준 상태에서 늘린다.

누워서 고개 움직이기

양쪽 각각 1분 30초 반복
• 준비물 : 마사지볼

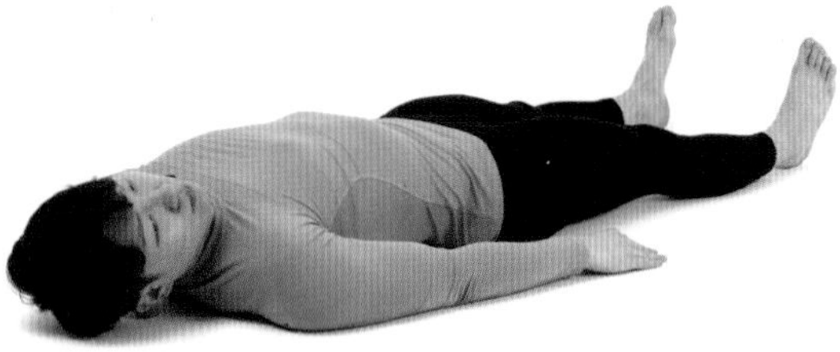

1 누워서 고개를 한쪽 방향으로 30도 정도 돌리고 머리뼈와 목 사이 부분에 마사지볼을 댄다.

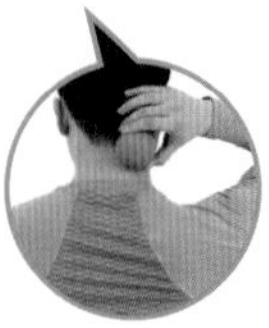

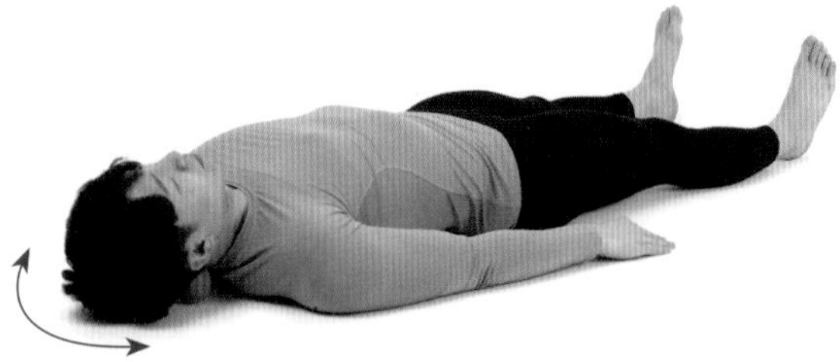

2 고개를 좌우로 1분 30초간 조금씩 움직인다.

TIP 한쪽이 끝나면 반대편도 같은 방법으로 반복한다.

머리 뒤로 당기기

5회 반복
• 준비물 : 의자

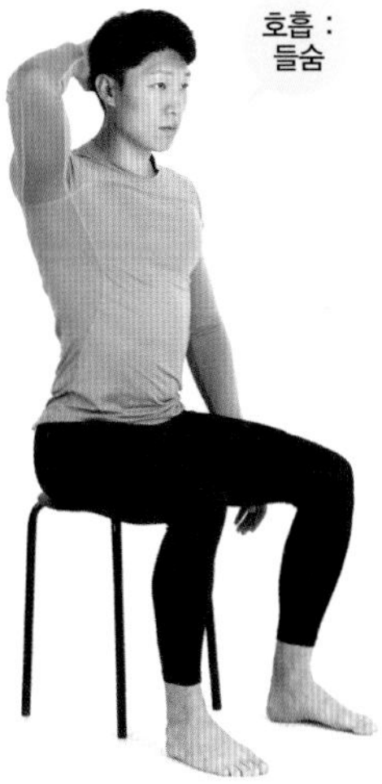

1 의자에 앉아 허리를 세우고
한쪽 손으로 뒤통수를 잡는다.

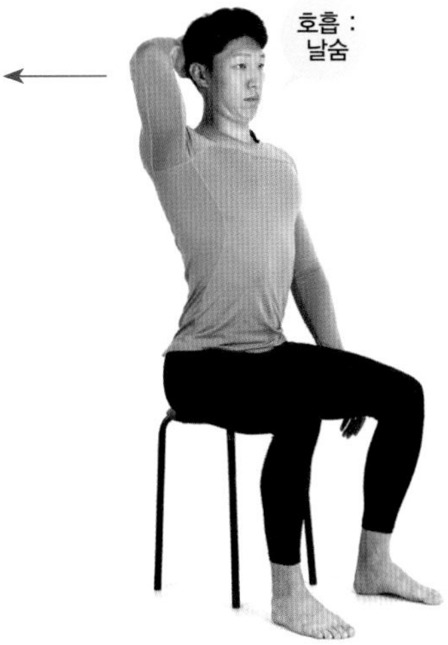

2 머리를 손바닥 쪽으로 당겨
10초간 유지한다.
1~2를 반복한다.

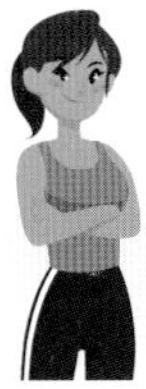

• 주의사항 •

• 몸은 고정하고 머리만 당긴다.

5

어깨가 뻐근할 때

구부정하고 잘못된 자세로 오래 앉아 공부를 하다 보면 어깨가 무겁거나 뻐근해질 수 있다. 어깨 주변의 특정 근육들만 사용되어 몸이 경직되고 피로가 쌓이는 것이다. 어깨가 뻐근할 때 간단한 마사지와 스트레칭으로 피로한 근육을 풀어 집중력을 향상시켜보자.

어깨 누르며 고개 기울이기

양쪽 각각 1분 30초 반복

•준비물 : 마사지볼, 의자

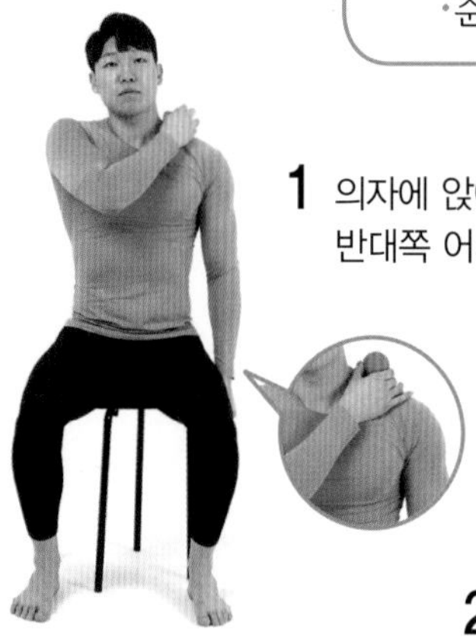

1 의자에 앉아 마사지볼을 잡은 손으로 반대쪽 어깨를 위에서 아래로 누른다.

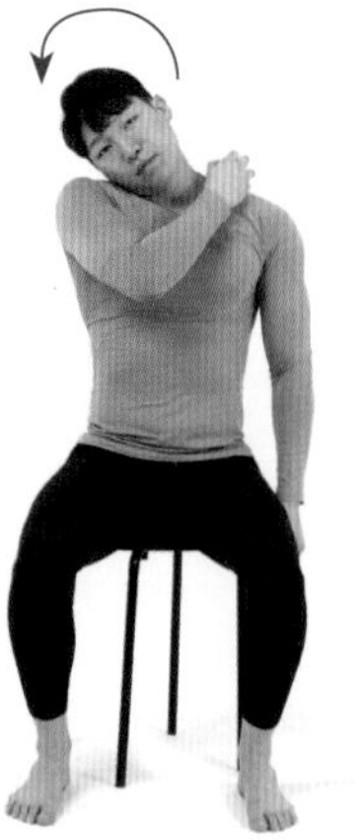

2 마사지볼로 어깨를 누른 상태에서 고개를 반대쪽으로 기울인다. **1~2**를 1분 30초간 반복한다.

TIP 한쪽이 끝나면 반대쪽도 같은 방법으로 반복한다.

손목 당기고 고개 기울이기

양쪽 각각 5회 반복

• 준비물 : 의자

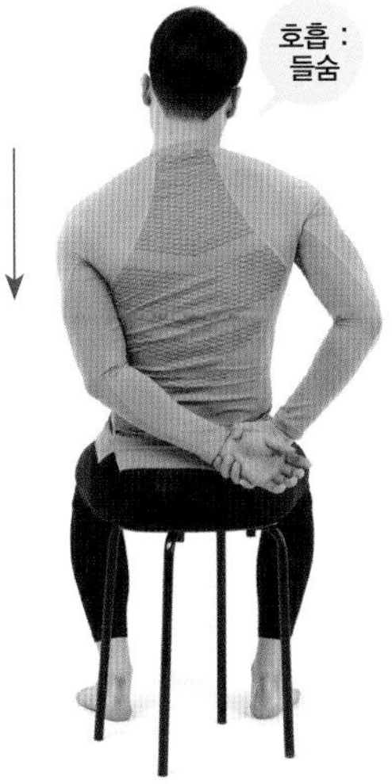

1 의자에 앉아서
한쪽 손을 허리 뒤에 놓고
반대쪽 손으로 손목을 잡아
어깨가 내려가도록 아래로 당긴다.

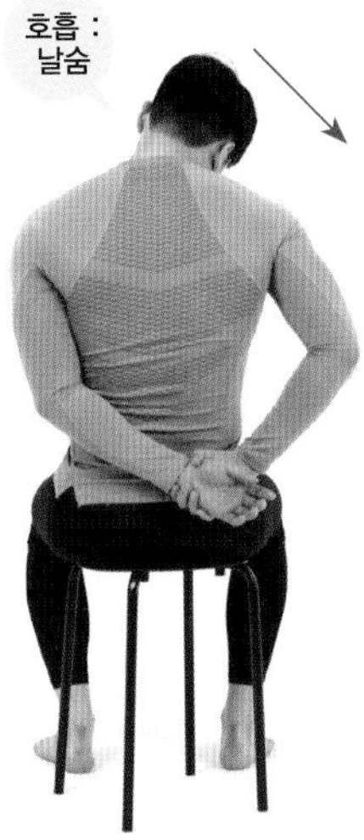

2 내려간 어깨의 반대 방향으로
고개를 기울여 10초간 유지한다.
1~2를 반복한다.

TIP 한쪽이 끝나면 반대쪽도 같은 방법으로 반복한다.

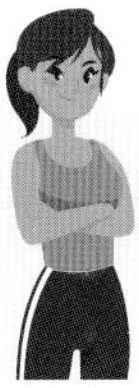

주의사항

• 스트레칭을 하는 쪽의 어깨가 올라가지 않도록 확실하게 손목을 아래로 당긴다.

어깨 누르며 엉덩이 들기

양쪽 각각 1분 30초 반복
• 준비물 : 마사지볼

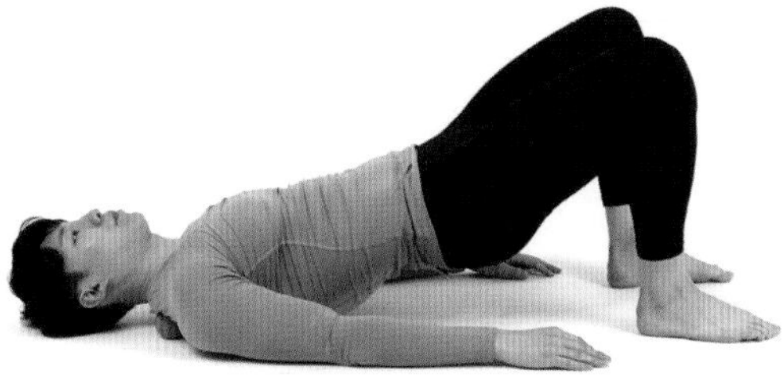

1 누운 상태에서 한쪽 목과 어깨뼈 중간 부분에 마사지볼을 대고 엉덩이를 든다.

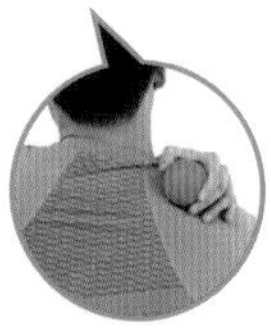

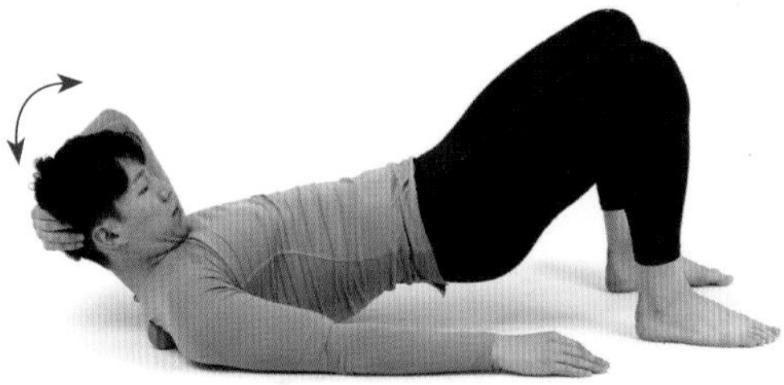

2 마사지볼을 댄 어깨의 반대쪽 손으로 뒤통수를 잡고 고개를 당겨준다.
1분 30초간 고개를 올렸다 내렸다를 반복한다.

TIP 한쪽이 끝나면 반대쪽도 같은 방법으로 반복한다.

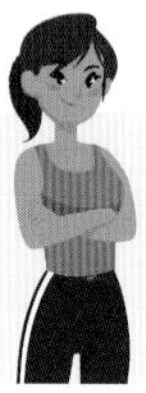

주의사항

- 뼈를 누르지 않는다.
- 목의 힘을 빼고 손으로 머리를 들어 올린다.

6

어깨에서 뚝뚝 소리가 날 때

가끔씩 기지개를 켜거나 팔을 위로 들어 올릴 때 어깨에서 뚝뚝 소리가 나거나 어깨가 묵직하게 느껴지고 잘 돌아가지 않았던 적이 있을 것이다. 이는 팔을 들어 올릴 때 어깨 관절이 좁아져 충돌을 일으키면서 발생하는 현상이다. 심한 경우 뚝뚝 소리가 나면서 통증이 있을 수 있다. 어깨에서 뚝뚝 소리가 난다면 휴식 시간에 틈틈이 스트레칭을 해주자.

허리 뒤 손목 당기기

5회 반복
◦준비물 : 의자

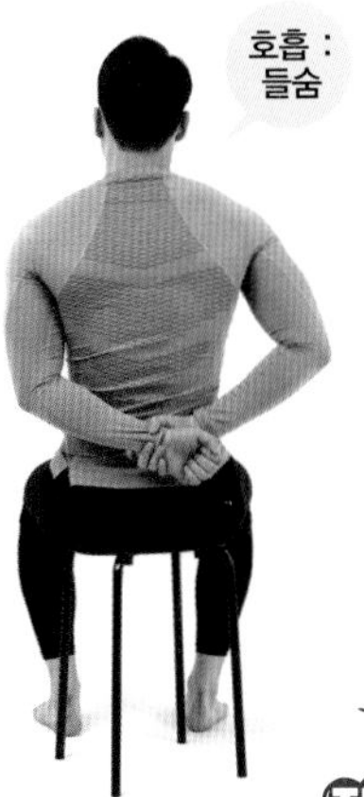

1 의자에 앉아서 어깨에서 소리가 나는 쪽 손을 허리 뒤에 놓고 반대쪽 손으로 손목을 잡는다.

2 손목을 잡은 손 방향으로 당겨 10초간 유지한다.
1~2를 반복한다.

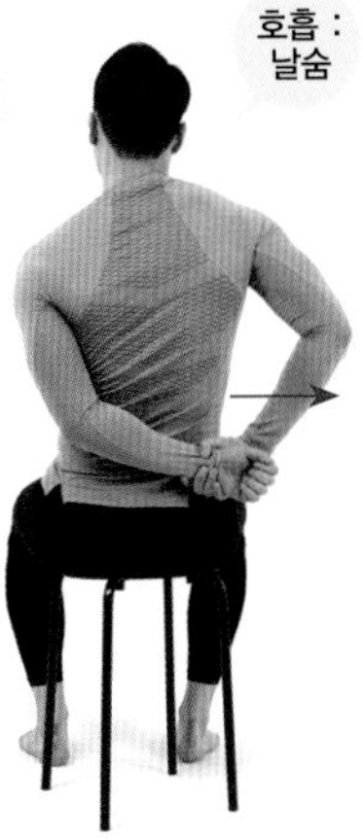

TIP
- 배에 힘을 주어 몸통을 고정시킨다.
- 양쪽 어깨 모두에서 소리가 나면 양쪽 모두 풀어준다.

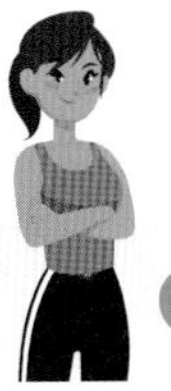

• 주의사항 •
◦ 어깨가 올라가지 않도록 한다.

벽에 댄 손목 올리기

5회 반복

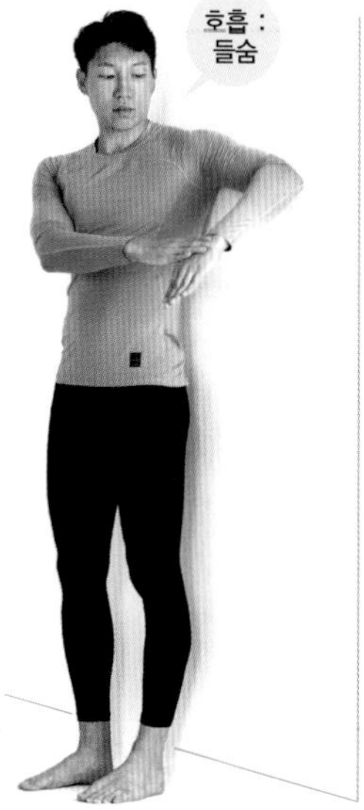

1 벽을 등지고 서서
어깨에서 소리가 나는 쪽 팔꿈치를 접어
벽에 대고 반대쪽 손으로 손목을 잡는다.

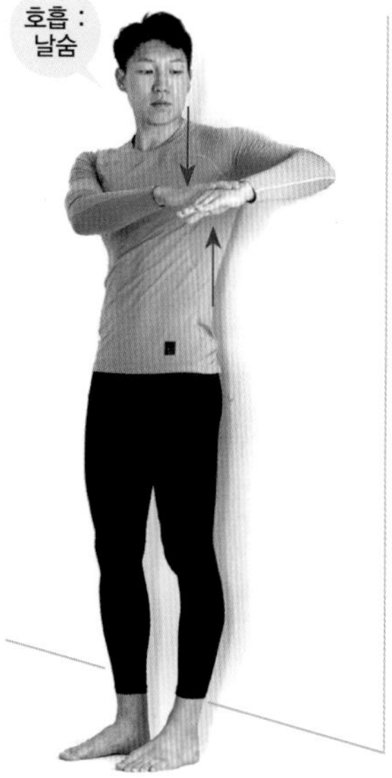

2 벽에 댄 손은 팔꿈치를 축으로 올리려고
힘을 주고, 반대편 손으로는
못 올라가도록 막아 10초간 유지한다.
1~2를 반복한다.

TIP 양쪽 어깨 모두에서 소리가 나면
양쪽 모두 풀어준다.

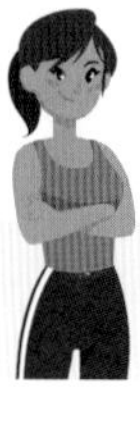

• 주의사항 • · 올리는 쪽 팔에 너무 힘을 주어 손등이 벽에 붙지 않도록 한다.

엎드려서 한쪽 팔 구부리기

5회 반복

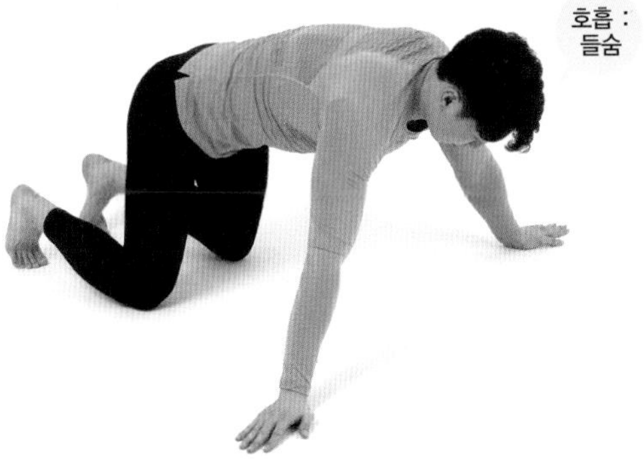

1 양팔을 넓게 벌리고
무릎을 바닥에 대고 엎드린다.

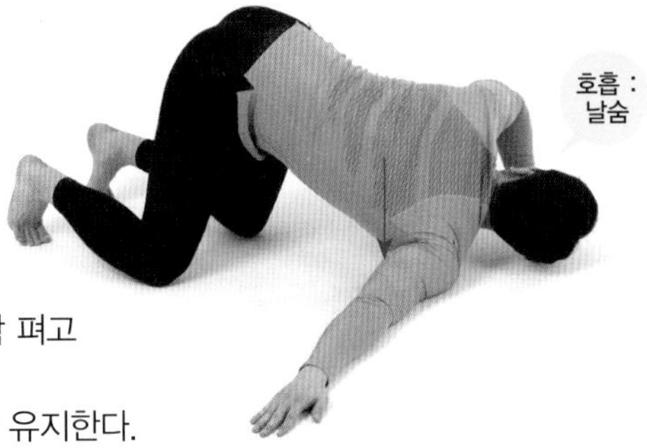

2 어깨에서 소리가 나는 쪽 팔은 쭉 펴고
반대쪽 팔꿈치는 구부려
어깨가 바닥에 닿게 하고 10초간 유지한다.
1~2를 반복한다.

TIP

- 시선은 팔꿈치를 구부린 팔 쪽으로 돌린다.
- 양쪽 어깨 모두에서 소리가 나면 양쪽 모두 풀어준다.

머리 위 팔꿈치 밀기

5회 반복
•준비물 : 의자

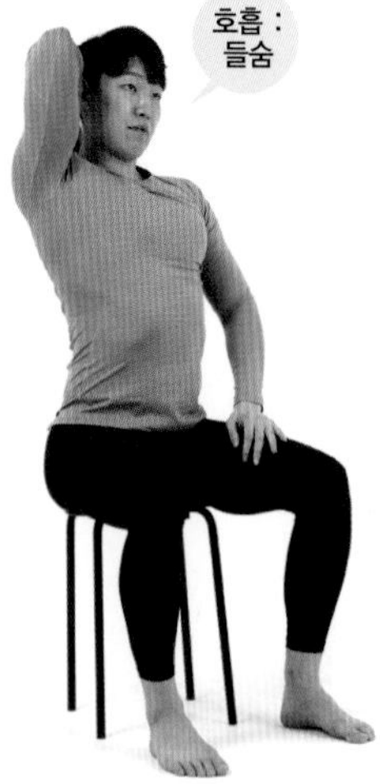

1 의자에 앉아
어깨에서 소리가 나는 쪽 팔을
머리 위로 뻗고 팔꿈치를 구부린다.

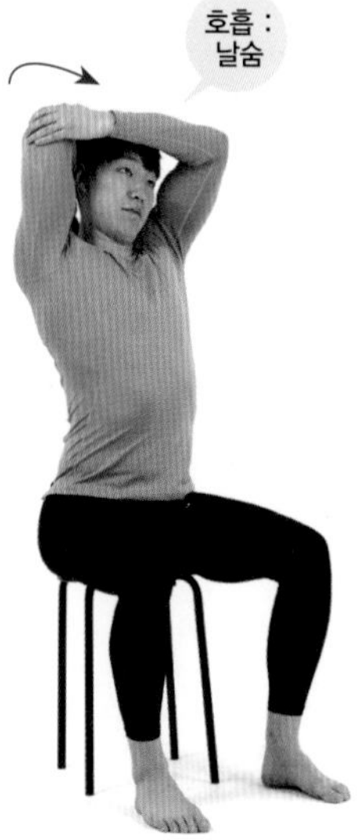

2 반대쪽 손으로
머리 위로 뻗은 팔의 팔꿈치를 잡고
옆으로 잡아당긴다.

TIP 양쪽 어깨 모두에서 소리가 나면
양쪽 모두 풀어준다.

Epilogue

"나무를 보지 말고 숲을 보라."

이것은 제가 가장 좋아하는 문구 중 하나입니다.

우리의 몸은 집에 있는 가전제품처럼 몇 년 사용하다가 바꿀 수 있는 물건이 아닙니다. 그렇기에 우리의 몸은 소중합니다.

지금 이 순간도 수험생 모두 각자의 목표를 이루기 위해 책상 앞에 앉아 공부를 하고 있을 것입니다. 하지만 바르지 못한 자세로 목표를 향해 달려가다 보면 결국 몸에 통증이 생겨 공부의 효율까지 떨어지게 됩니다.

수험생은 단거리를 달리는 것이 아니라 장거리를 달리는 마라톤 선수입니다. 그러므로 최상의 컨디션으로 공부를 할 수 있는 몸을 만들어야 합니다.

처음부터 많은 시간을 들여 이 책에 있는 모든 내용들을 따라 하지 않아도 됩니다. 자기 자신에게 해당되는 것들을 하나씩 체크해보고 휴식시간이나 식사시간, 잠자기 전 시간을 활용하여 하루에 5~10분 정도 꾸준히 해봅시다. 그러면 오랜 시간 공부했을 때 당연히 찾아오던 뻐근함과 통증이 차차 사라지면서 성적 또한 향상될 것입니다.

큰 시험에서 좋은 결과를 얻기 위해서는 공부하는 것이 가장 중요합니다. 따라서 공부에 집중할 수 있는 몸을 만드는 것도 매우 중요합니다. 꼭 큰 비용을 지불하거나 많은 시간을 투자해야만 건강한 몸을 만들 수 있는 것은 아닙니다. 이 책에 나온 마사지볼 케어와 스트레칭, 맨몸운동으로도 충분히 공부에 집중할 수 있는 건강한 몸을 만들 수 있습니다. 이 책을 통해 수험생들도 운동과 건강한 몸에 대해 새로운 시각을 가지게 되었기를 바랍니다.

대한민국 모든 수험생에게 좋은 결과가 있기를 진심으로 기원합니다.

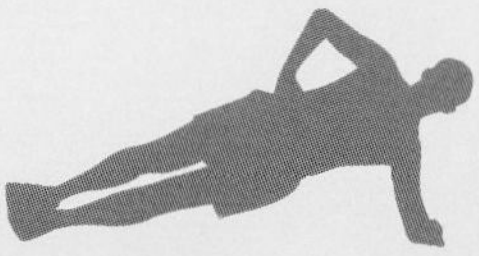

부록

부위별 운동 코스

1

목 운동 코스

① 목늘림근 마사지 1(48p)

양쪽 각각 1분 30초 마사지

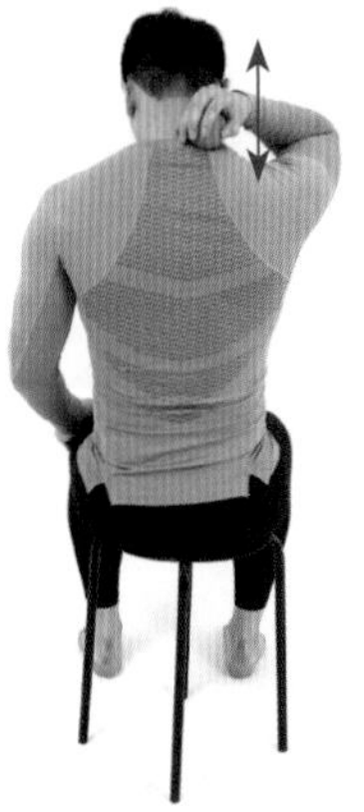

② 목늘림근 스트레칭 1(49p)

5회 반복

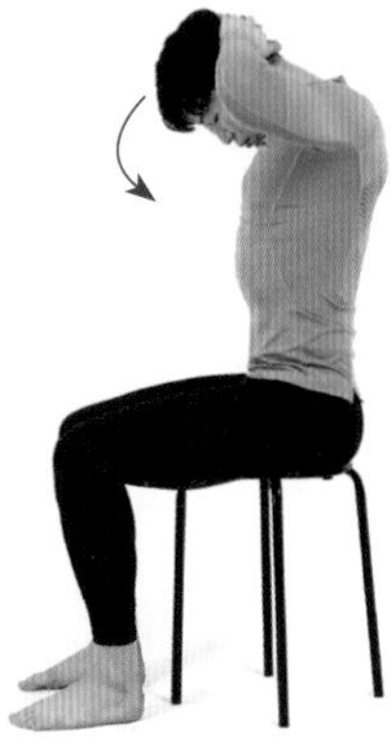

③ 대흉근 마사지(52p)

양쪽 각각 1분 30초 마사지

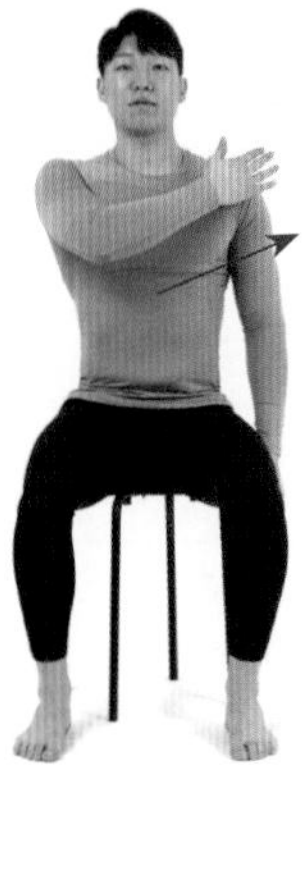

④ 대흉근 스트레칭(53p)

양쪽 각각 5회 반복

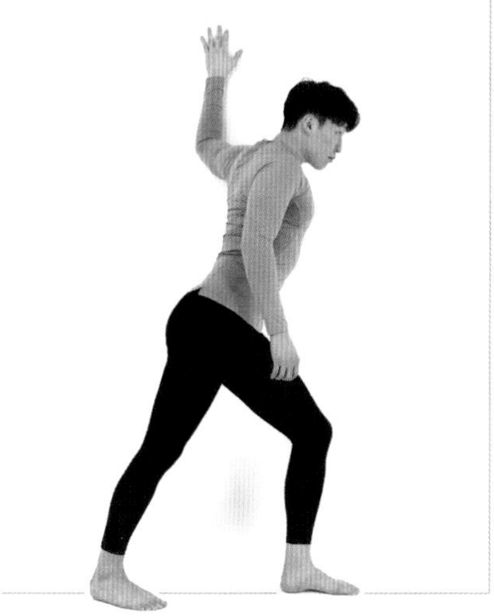

⑤ 수건 턱 당기기(51p)

12번씩 3회 반복

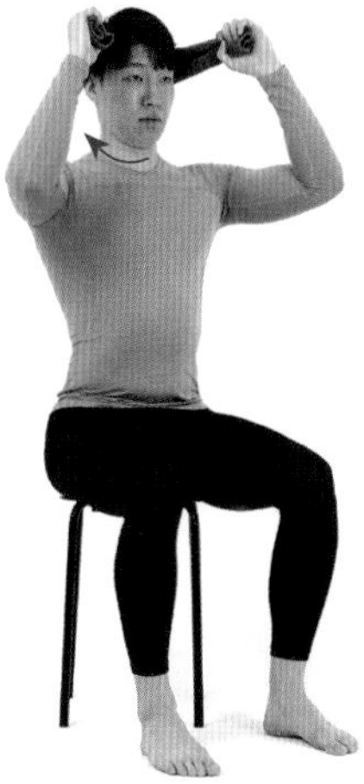

⑥ W레이즈(56p)

20번씩 3회 반복

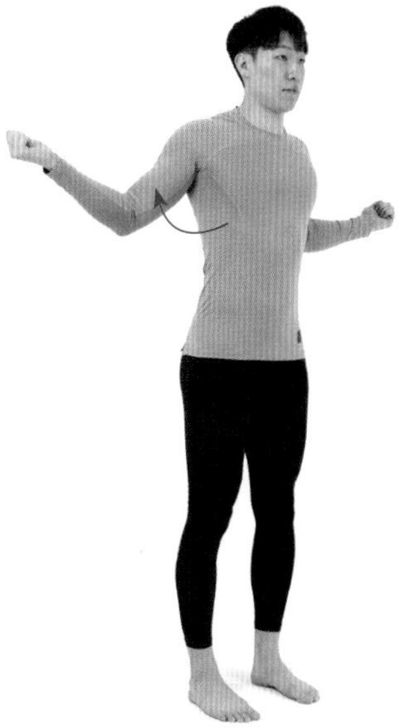

2

허리 운동 코스

① 척추기립근 마사지 1(60p)

양쪽 각각 1분 30초 마사지

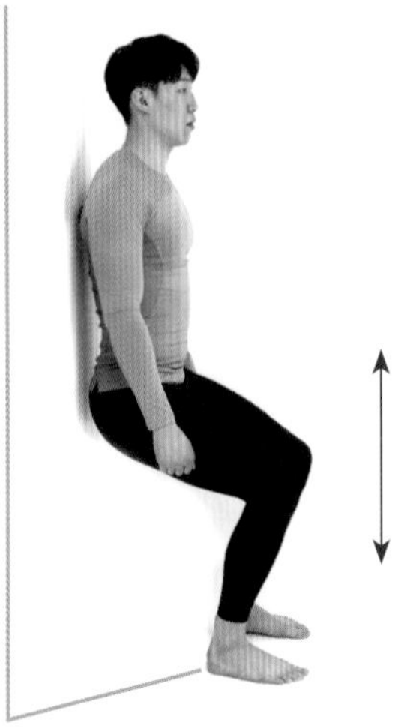

② 척추기립근 스트레칭 1(61p)

5회 반복

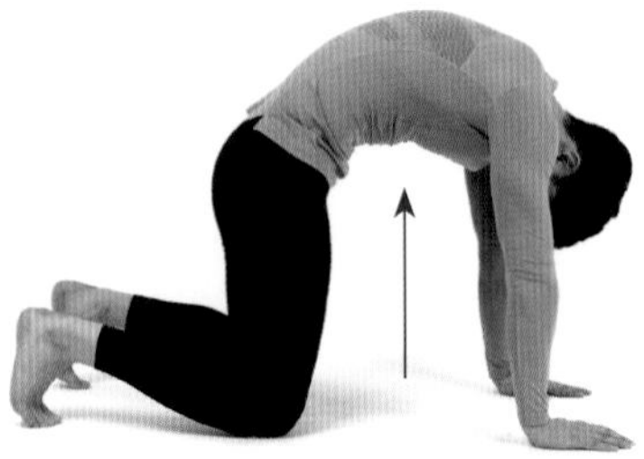

③ 장요근 마사지(82p)

3분 마사지

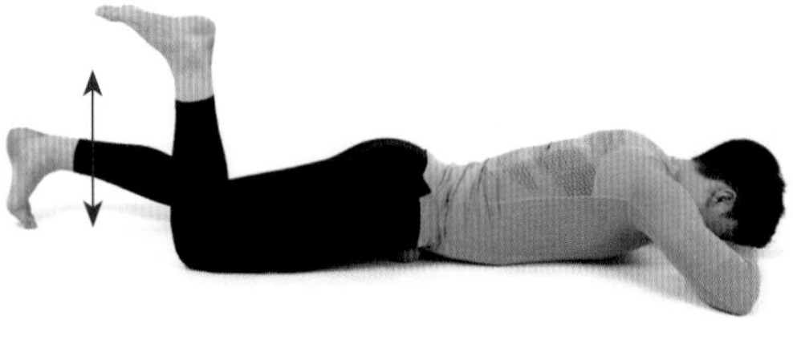

④ 장요근 스트레칭(83p)

5회 반복

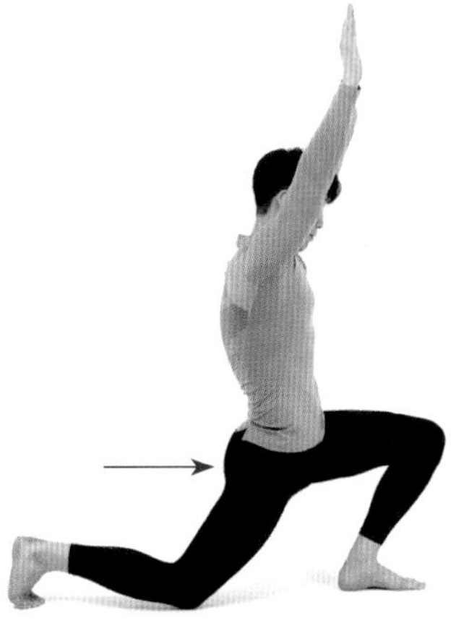

⑤ 니플랭크(63p)

3회 반복

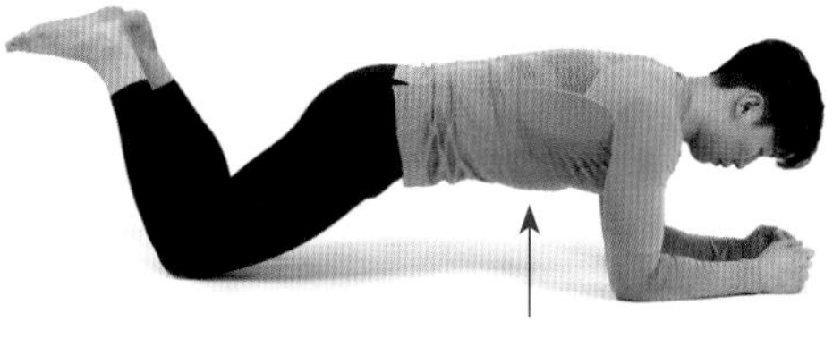

⑥ 마운틴클라이머(111p)

20초 운동 뒤 10초 휴식, 4회 반복

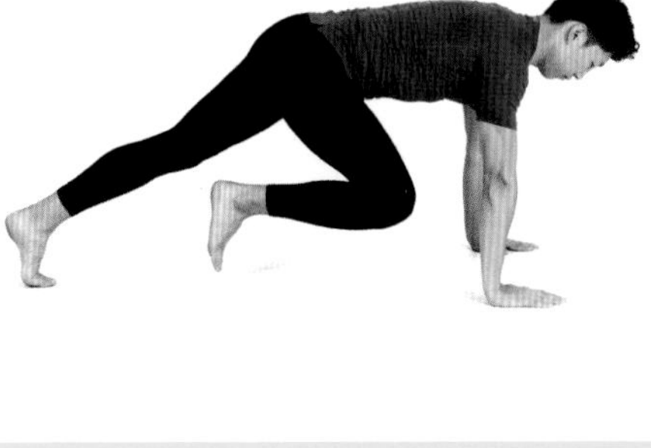

3

하체 운동 코스

① 대퇴근막장근 마사지 1(78p)

양쪽 각각 1분 30초 마사지

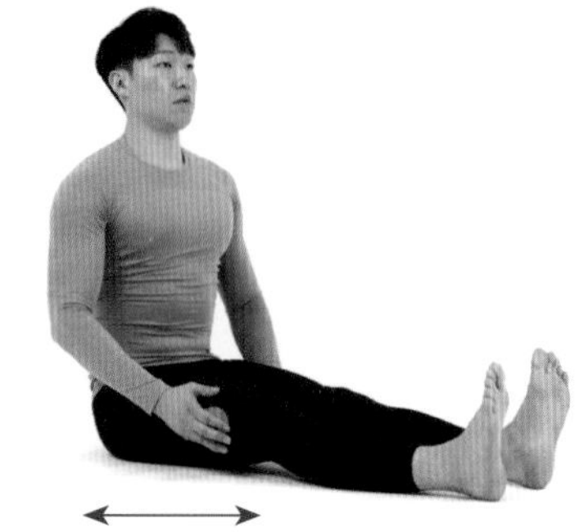

② 대퇴근막장근 스트레칭 1(79p)

양쪽 각각 5회 반복

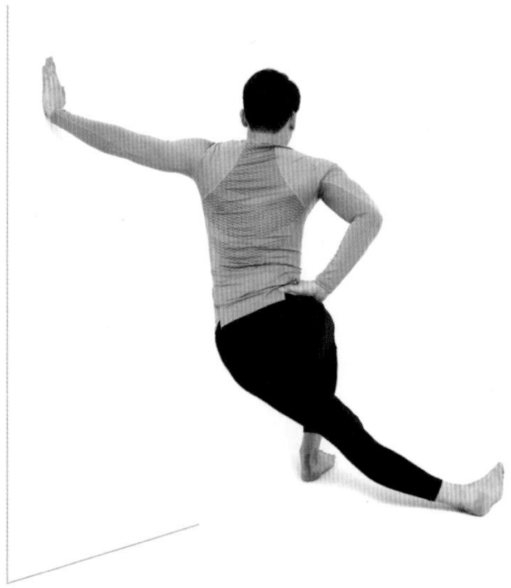

③ 비복근 마사지(90p)

3분 마사지

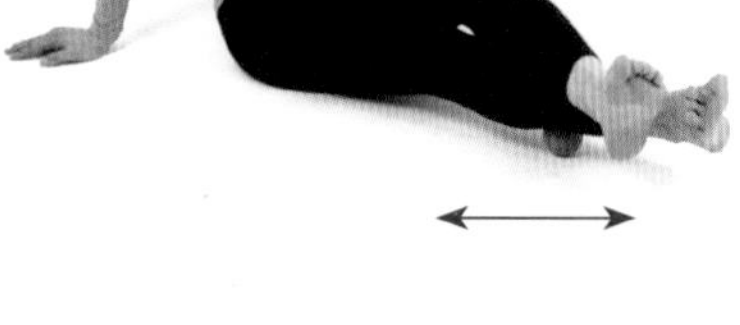

④ 비복근 스트레칭(91p)

5회 반복

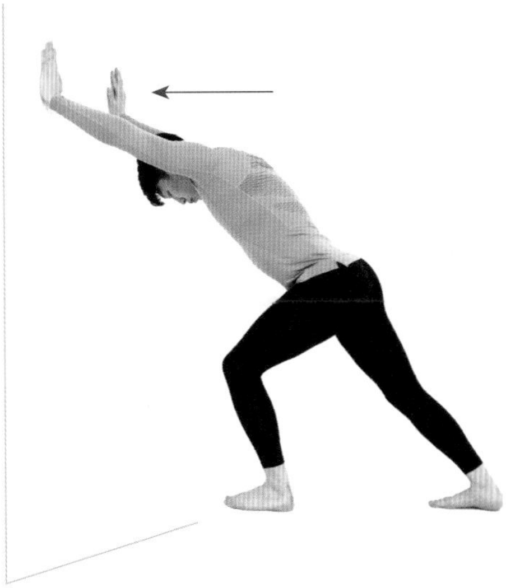

⑤ 사이드킥(81p)

양쪽 각각 15번씩 3회 반복

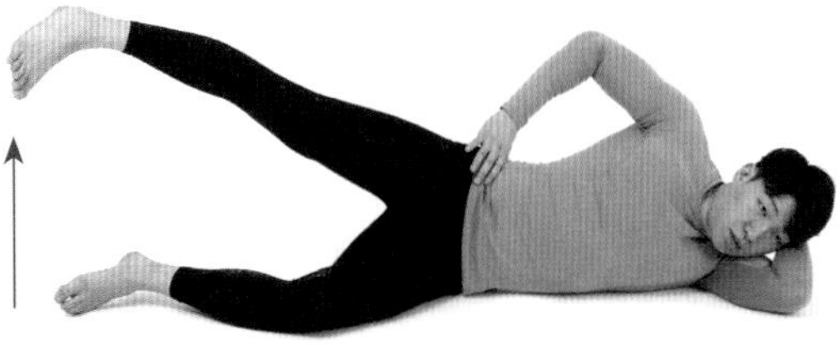

⑥ 스쿼트(117p)

20초 운동 뒤 10초 휴식, 4회 반복

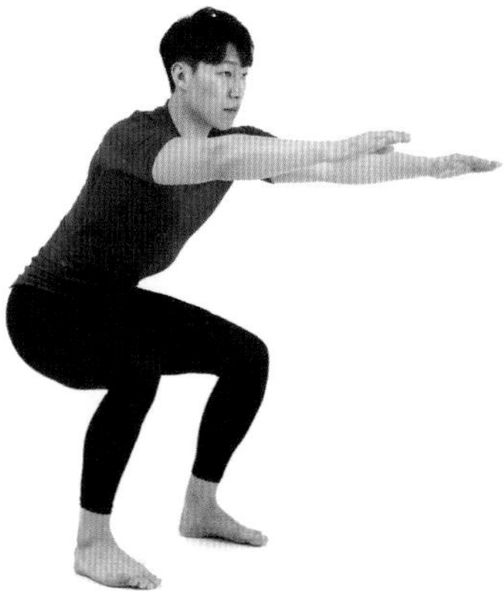